Pergunte a

DEEPAK CHOPRA

SOBRE SAÚDE & BEM-ESTAR

Pergunte a

DEEPAK CHOPRA

SOBRE SAÚDE & BEM-ESTAR

Tradução
DORALICE LIMA

2ª edição

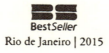

Rio de Janeiro | 2015

CIP-BRASIL. CATALOGAÇÃO NA FONTE
SINDICATO NACIONAL DOS EDITORES DE LIVROS, RJ.

C476p   Chopra, Deepak, 1946-
2ª ed.   Pergunte a Deepak Chopra sobre saúde e bem-estar / Deepak Chopra;
          tradução: Doralice Lima. – 2ª ed. – Rio de Janeiro: BestSeller, 2015.
          il.

          Tradução de: Ask Deepak About Health and Wellness
          ISBN 978-85-7684-775-5

          1. Meditação. 2. Espiritualidade. I. Título.

15-19860
                                                            CDD: 299.93
                                                            CDU: 299.9

Texto revisado segundo o novo Acordo Ortográfico da Língua Portuguesa.

Título original
ASK DEEPAK ABOUT HEALTH AND WELLNESS
Copyright © 2013 by Deepak Chopra
Copyright da tradução © 2015 by Editora Best Seller Ltda.

Publicado mediante acordo com The Chopra Center, 2013 Costa Del Mar,
Carlsbad, CA 92009, USA.

Capa: Marianne Lépine

Todos os direitos reservados. Proibida a reprodução,
no todo ou em parte, sem autorização prévia por escrito da editora,
sejam quais forem os meios empregados.

Direitos exclusivos de publicação em língua portuguesa
para o Brasil adquiridos pela
EDITORA BEST SELLER LTDA.
Rua Argentina, 171, parte, São Cristóvão
Rio de Janeiro, RJ – 20921-380
que se reserva a propriedade literária desta tradução

Impresso no Brasil

ISBN 978-85-7684-775-5

Seja um leitor preferencial Record.
Cadastre-se e receba informações sobre nossos lançamentos
e nossas promoções.

Atendimento e venda direta ao leitor
mdireto@record.com.br ou (21) 2585-2002

Sumário

Introdução ... 7

I Forma física ... 9

II Saúde do sono ... 27

III Bem-estar emocional ... 39

IV Saúde mental ... 55

V Dependências ... 67

VI Cura ... 81

VII Mente e corpo ... 95

Introdução

A base para uma boa saúde é o equilíbrio. Embora uma alimentação rica em vitaminas, a prática de atividades físicas e a meditação sejam fundamentais para uma vida saudável, não há uma prescrição genérica. Precisamos ficar atentos à individualidade de nossos corpos, mentes e corações para identificar nossas necessidades específicas. A verdadeira saúde cresce conosco, mudando ao longo do tempo. A manutenção de um estado natural de equilíbrio físico e emocional é um passo valioso para a conquista de uma consciência mais elevada.

Ouvir o corpo é o primeiro passo para a saúde plena. Um excelente começo consiste em identificar nosso tipo de constituição e nossas tendências emocionais — os *doshas*. Quando tomamos consciência de nossas necessidades físicas, podemos criar uma dieta e uma rotina de exercícios mais adequadas à constituição pessoal. A saúde genuína não é uma receita que serve para todos, mas um claro equilíbrio de predisposições genéticas, comportamentos adquiridos, idade e percepções.

Muitos de nós com frequência subestimamos a importância do sono restaurador. Podemos ser impedidos de dormir por fatores de inquietação criados pelo ego, como afazeres domésticos, problemas financeiros, crises familiares e medos. Se o sono da noite for agitado ou se ainda nos sentirmos cansados depois de muitas horas de repouso, o bem-estar físico e emocional será prejudicado. Se resolvermos esses problemas, teremos a força necessária para enfrentar o dia seguinte com disposição total.

Embora um bom condicionamento físico seja um pilar da vida saudável, o bem-estar emocional tem a mesma importância. A felicidade é nosso estado natural. O estresse, os desentendimentos mal resolvidos e a tristeza se acumulam, assim como qualquer outro estilo de vida destrutivo. Alimentar a autoestima e descobrir a felicidade que independe das circunstâncias externas são condições fundamentais para um estilo de vida saudável, tão importantes quanto uma alimentação adequada e ter uma rotina de exercícios.

Porém, quando os altos e baixos do dia a dia se tornam mais graves, precisamos buscar tratamento. A depressão clínica, a ansiedade, as dependências e outras doenças mentais podem ser tão graves quanto qualquer outra enfermidade. Muitas delas têm componentes fisiológicos, além dos psicológicos.

Dos medicamentos holísticos à quimioterapia, da cirurgia à psicoterapia, o tratamento adequado é essencial para manter nosso equilíbrio. Isso, em geral, inclui contarmos com um sistema de apoio e também prestarmos apoio àqueles que nos cercam.

Reuni neste livro perguntas de leitores recebidas por e-mail durante os últimos dez anos tratando desses e de outros temas. A boa saúde é a base sobre a qual podemos construir nossa jornada espiritual.

Com amor,

Deepak

Forma física

SAÚDE PERFEITA

Pergunta:
Quando eu era pequena, trazia da escola vários questionários para meus pais responderem. Esses formulários em geral continham perguntas sobre doenças de família. Minha mãe, uma mulher muito discreta, sempre respondia negando a existência de doenças em nossa família. Certa vez, questionei essa atitude e ela respondeu: "Você tem uma saúde perfeita." Ela cultivou em mim essa imagem durante toda a minha infância. E isso foi uma dádiva importante. Quando cheguei à idade adulta, fiquei surpresa ao descobrir diversas doenças que ela jamais tinha mencionado. Em minha vida, sempre tive a saúde perfeita, o que não quer dizer que nunca tenha apresentado sintomas, mas continuo a me considerar perfeitamente saudável. Não sei se consegui passar essa imagem para minha filha, pois preferia ser honesta quando as pessoas me faziam perguntas. Como pais, de que maneira podemos passar aos filhos uma imagem de saúde perfeita sem deixar de ser honestos na presença deles?

Meu pai e minha mãe morreram relativamente jovens. Dentro de um ano terei a idade de meu pai quando morreu. Minha mãe ficou doente quando tinha a minha idade *atual, mas viveu mais alguns anos. Nenhum dos dois tinha qualquer fator de risco relacionado ao estilo de vida. Às vezes, começo a duvidar de minha imagem de saúde perfeita, sabendo que estou chegando à idade que meus pais tinham quando morreram. Acredito que a atitude tenha tudo a ver com a saúde. O que devo fazer quando perder essa confiança?*

Resposta:
Não julgue necessário manter uma imagem de saúde perfeita para ter saúde. A saúde plena não depende dessa ideia artificial de bem-estar. A mensagem mais poderosa que podemos dar à mente e ao corpo sobre o estado natural de equilíbrio e integridade é a experiência da consciência pura na meditação. Essa experiência exemplifica perfeitamente para nossas células o estado ideal de saúde.

ALIMENTOS INDUSTRIALIZADOS

Pergunta:
O consumo de alimentos industrializados inibe o crescimento espiritual? Não estou falando de comer demais, mas consumir alimentos processados de forma moderada. Neste momento, estou em um caminho maravilhoso de crescimento espiritual, mas me pergunto se minha dieta não é um empecilho. Sempre tento incluir produtos orgânicos em minha alimentação, mas nos dias úteis isso é difícil, porque viajo muito a trabalho. Às vezes durante o dia só tenho tempo para comer no carro.

Resposta:
Sem dúvida, alimentos frescos, orgânicos e não processados são mais favoráveis ao crescimento espiritual que os alimentos industrializados. Viajar com certeza torna difícil se alimentar com a qualidade ideal, mas se você tentar preparar a própria comida ou comprar refeições minimamente processadas, provavelmente se sentirá melhor.

O ayurveda considera a capacidade de digerir os alimentos quase tão importante quanto a qualidade do que se come. Se a digestão for boa e comermos os alimentos com total atenção e amor, seremos capazes de extrair mais energia vital de um alimento de menor qualidade do que se tivermos uma digestão precária, mesmo consumindo comidas mais puras e frescas. Portanto, não será o fim do mundo se você precisar fazer algumas concessões alimentares por conta das viagens. Se necessário, tome um digestivo e procure comer em um ambiente calmo, dando completa atenção ao alimento.

GLUTAMATO MONOSSÓDICO

Pergunta:
O glutamato monossódico é mesmo prejudicial, ou as pessoas têm um medo exagerado dessa substância?

Resposta:
Eu me preocupo com o uso exagerado do glutamato monossódico nos alimentos, principalmente no caso de crianças e pessoas com problemas neurológicos. O glutamato monossódico e o aspartame são substâncias conhecidas como excitotoxinas. Isso significa que elas fazem os neurônios

dispararem continuamente até morrer, causando graus de dano cerebral que dependem da quantidade ingerida. O efeito sobre cada célula é dramático e rápido — ocorre poucas horas após a ingestão. No entanto, é difícil proibir essa substância, pois o dano neurológico leva muitos anos ou décadas para se tornar clinicamente aparente.

O melhor livro que li sobre esse assunto foi *Excitotoxins — The Taste That Kills*, do Dr. Russel Blaylock, que apresenta farta documentação de pesquisas. Outro livro interessante é *The Slow Poisoning of America*, de John Erb. O uso do glutamato monossódico como realçador de sabor é um grande negócio. Estima-se que sejam vendidas quinhentas mil toneladas do produto por ano. A maioria das pessoas acha que o produto só é usado na comida chinesa, mas ele está escondido em muitos alimentos industrializados que comemos e em praticamente todas as comidas de fast-food. A indústria alimentícia sabe que o público não gosta de ver o nome glutamato monossódico nos rótulos, portanto, as empresas estão autorizadas a usar nomes diferentes. A substância faz parte de todos os seguintes ingredientes: proteína vegetal hidrolisada, proteína hidrolisada, proteína hidrolisada vegetal, extrato de proteína vegetal, caseinato de sódio, caseinato de cálcio, extrato de leveduras e proteína texturizada (inclusive PVT). Os seguintes ingredientes geralmente contêm glutamato monossódico: extrato de malte, aromatizante de malte, caldo de carne, caldo de legumes, saborizante natural, aroma natural, aroma natural de carne ou de frango, saborizantes e condimentos. Portanto, quando o último ingrediente informado na caixa de uma guloseima for "aromas e condimentos naturais", a causa é o fato de o FDA, Food and Drugs Administration, órgão governamental dos Estados Unidos, responsável pelo controle de alimentos, novos remédios e até cosméticos, permitir que o fabricante inclua glutamato monossódico disfarçado por esse nome inocente.

O glutamato monossódico estimula os nervos da língua, intensificando o sabor da comida. Portanto, toneladas de excitotoxinas são incluídas nos alimentos e bebidas para aumentar as vendas e o lucro. O Dr. Blaylock relata uma reunião em que um executivo de alto nível na indústria de aditivos alimentares afirmou sem rodeios que essas excitotoxinas vão continuar presentes na comida, não importa quantas vezes seja preciso mudar seus nomes.

O sistema nervoso das crianças é muito mais sensível a esses compostos do que o dos adultos, e muitas lesões cerebrais causadas por esses produtos em crianças são irreversíveis, podendo decorrer de uma única exposição, se a concentração for elevada. No entanto, até mesmo duzentos miligramas de excitotoxinas (a quantidade encontrada em uma lata de sopa ou de refrigerante diet) são suficientes para causar danos neurológicos a uma criança. É difícil provar de maneira absoluta a relação de causa e efeito, mas já foi demonstrado que todos esses compostos químicos chamados excitotoxinas podem agravar, ou até mesmo deflagrar muitas doenças cerebrais neurodegenerativas, hoje epidêmicas, como o mal de Parkinson, a doença de Huntington, a esclerose lateral amiotrófica e o mal de Alzheimer.

Existe comprovação científica de que esses compostos podem causar danos permanentes ao hipotálamo, uma parte do cérebro fundamental no controle dos hormônios, portanto, mais tarde a criança também poderá apresentar problemas hormonais.

É revelador o uso que os pesquisadores fazem de cobaias no estudo de obesidade. Como não existem ratos naturalmente gordos, os cientistas precisam criá-los. Para isso, eles injetam glutamato monossódico nos ratos recém-nascidos. Esse composto triplica a quantidade de insulina produzida pelo pâncreas, o que engorda rapidamente os ratos. Na página www.pubmed.gov você poderá encontrar (em inglês) mais de cem estudos médicos com as palavras "obese" ("obeso", em inglês) e "MSG" (glutamato monossódico) no título.

Nos últimos anos, a indústria de fast-food, um dos maiores usuários de MSG, conseguiu aprovar na Câmara dos Deputados dos Estados Unidos a Personal Responsibility in Food Comsumption Act [lei da responsabilidade pessoal no consumo de alimentos], também conhecida como "Lei do Cheeseburger". De acordo com esse dispositivo legal, ninguém pode processar os fabricantes, vendedores e distribuidores de alimentos, mesmo se for comprovado que eles intencionalmente incluíram compostos que causam dependência nos alimentos.

O glutamato monossódico tem uma influência muito mais prejudicial e abrangente sobre o corpo do que a maioria das pessoas imagina.

SER VEGETARIANO

Pergunta:
Há mais de um ano venho tentando me tornar vegetariano. No entanto, sempre que tento, não consigo persistir por mais do que algumas semanas. Não é que eu goste do sabor da carne, mas meu corpo não funciona bem sem ela. Já tentei inúmeras combinações de alimentos sem carne, mas nada funciona. Meu relacionamento com a comida está se tornando um empecilho para meu desenvolvimento espiritual,

não porque eu esteja comendo carne, mas porque estou gastando energia demais pensando no que devo comer. Você tem alguma sugestão que possibilite superar essa barreira ao crescimento espiritual?

Resposta:
Fazer um esforço para seguir uma dieta que só leve em conta nossos ideais e não considere a saúde não é uma atitude prática a longo prazo. É melhor ouvir o que o corpo deseja comer. Quando você aprender a ouvir intensamente seu corpo, superando os desejos condicionados e as associações emocionais à comida, ele lhe dirá o que, quanto e quando prefere comer. Caso seja importante parar de comer carne, você perderá o desejo por esse alimento e seu corpo fará a adaptação necessária para se sentir saudável ou ainda mais saudável sem esse hábito. Ser vegetariano é algo maravilhoso quando isso é o resultado natural de uma sequência de acontecimentos, mas não vale a pena obrigar-se a adotar essa dieta à custa da saúde. Dê a seu corpo a aceitação de que ele precisa para ser saudável e forte e suas metas serão materializadas na hora certa.

FOME EMOCIONAL

Pergunta:
Li seus conselhos sobre comer em excesso e sentir fome emocional. Estou no caminho certo, pois já entendi que meus sinais não funcionam bem e que alimento o corpo quando ele não precisa, mas não consigo perceber do que ele realmente precisa além de amor, nem sei como ter amor por mim da maneira que meu corpo precisa. Sinto que algo, em algum

lugar dentro de mim, não está bem-ajustado. Às vezes como algo e me pergunto: por que comi isso? No entanto, não consigo preencher o vazio nem descobrir do que realmente preciso ou como conseguir essa informação. Quando me pergunto o que realmente quero, a resposta geralmente é: amor. Contudo, como posso me amar? Por onde começar? Eu me sinto perdida.

Resposta:
Para começar a se amar, basta ficar consciente dos próprios sentimentos sem julgá-los ou rejeitá-los. A testemunha silenciosa ou o Ser Maior é aquele observador interno. Trazer essa presença até sua fome emocional irá naturalmente curar essa ferida. Pode parecer estranho que o simples ato de ficar consciente sem julgar possa curar a carência de amor, mas a percepção isenta é intrinsecamente receptiva, amparadora e compassiva. Essa aceitação incondicional na verdade é o amor que sua fome emocional está procurando.

DIETA E SENSIBILIDADE

Pergunta:
Promovi uma série de mudanças em minha alimentação e decidi viver uma vida mais natural e sem químicas. Percebi que depois dessas mudanças fiquei muito mais sensível. Sempre fui uma pessoa sensível, mas viver nesse estado de percepção no meio de almas insensíveis, indiferentes, entorpecidas e encharcadas de química custa caro, e a ironia é que atualmente me sinto mais doente que nunca. Não me sinto bem de corpo, mente ou emoções. Você tem algum conselho sobre

como viver como quero, de maneira natural e consciente, mas sobreviver a este mundo e me proteger das energias ao meu redor, sem me privar do amor e do sentimento de união e pertencimento?

Resposta:
Em vez de tentar criar um escudo contra o ambiente adverso, recomendo que você aumente sua força e sua vitalidade. Quando o corpo, a mente e o coração irradiam energia, poder e luz, eles automaticamente nos protegem e dispersam a negatividade que enfrentamos. Tente comer alimentos que aumentem sua vitalidade e pratique atividade física, para ficar mais forte e acelerar o metabolismo. Finalmente, busque um modelo que lhe dê mais poder no contexto social. Em vez de se ver como uma alma sensível cercada pelas emanações tóxicas de almas entorpecidas, talvez você possa se ver como uma alma forte e sensível que se move com graça pelo mundo, encontrando nos semelhantes as boas qualidades que uma alma menos sensível não perceberia — como uma borboleta no campo.

ALIMENTAÇÃO E EXERCÍCIOS

Pergunta:
Você tem alguma sugestão sobre o que comer e quando comer antes de fazer exercícios físicos? Eu costumo comer um farto almoço vegetariano ao meio-dia, meditar no fim da tarde e depois fazer ginástica durante quase duas horas. O problema é que volto para casa com muita fome. Aprendi que devemos esperar duas horas depois de comer para fazer ioga, e que antes de fazer ginástica só devemos comer alguma coisa leve,

como um pouco de frutas. No entanto, isso não me basta: uma porção de frutas só aumenta o meu apetite. Duas fatias de pão ainda não são suficientes. Quando chego em casa, estou morrendo de fome. Meu dosha é vata-pitta.

Hoje, almocei bastante, mas não fiz atividade física porque choveu. Agora é quase noite e comi duas fatias de pão, duas tigelas de flocos de milho e uma tigela pequena de sopa de brócolis. Mas continuo com fome. Pretendia fazer uma hora de ioga, mas como é preciso esperar duas horas depois de comer, tive que desistir dos ássanas e agora é muito tarde. Ainda estou com fome. Fazer ioga com fome é um horror. As duas barras de chocolate na geladeira estão me chamando e ninguém pode me segurar.

Resposta:
Vai fundo! Tudo indica que sua digestão é muito ativa e rápida, portanto, provavelmente você não precisa esperar mais do que uma hora depois de comer para praticar atividade física ou os ássanas da ioga. Quando já tiver comido há bastante tempo e quiser se exercitar, se for comer um pouco só para enganar a fome, experimente alguma coisa com muita proteína e óleos saudáveis, como sementes de girassol, nozes ou amêndoas.

FISICULTURISMO ESPIRITUAL

Pergunta:
Estou pensando em praticar fisiculturismo e não sei se essa é uma boa escolha de esporte para quem está em um caminho espiritual. Acredito que essa atividade envolva alguma violência e agressividade e não sei bem se ela prejudicaria

ou bloquearia a conexão espiritual. No entanto, além de catártica, ela é uma das maneiras mais rápidas e eficientes de perder peso.

No entanto, às vezes fico muito cansado. Minha natureza pede mais horas de sono e muito mais comida (principalmente proteínas) para ter energia e desenvolver os músculos. Por favor, diga-me o que acha do lado espiritual da questão. Gosto muito desse esporte, não tomo suplementos e os resultados no corpo são os mais gratificantes que experimentei na vida.

Resposta:
Tal como quase tudo na vida, o fisiculturismo não é, tampouco deixa de ser espiritual por si mesmo. As coisas se tornam espirituais de acordo com o conteúdo de nossa percepção. Se quisermos, podemos transformar em exercícios espirituais os momentos de lavar louça ou cuidar do jardim. Basta encontrar naquela ação a beleza, a graça e a criatividade amorosa, de modo que ela revele o divino por meio de sua expressão externa. Lembro que, há muitos anos, Sri Chinmoy praticava levantamento de peso e passou uma mensagem de espiritualidade associada a essa prática.

Quando ficar mais sensível à resposta de seu corpo ao treinamento, talvez você verifique que algumas das crenças populares sobre como trabalhar o físico não são muito benéficas. Pode ser interessante ler o livro *Body, Mind and Sport*, do Dr. John Douillard, que ensina a personalizar uma rotina de exercícios que trate com carinho os princípios e ritmos de seu corpo, em vez de obrigar a fisiologia a se adaptar a um padrão externo.

PROBLEMAS DE PESO

Pergunta:
Durante toda a vida tentei perder peso e obtive bons resultados algumas vezes. No entanto, com a idade, o problema se agravou e me sinto incompetente, porque estou trinta quilos acima do peso. Quanto mais tento me disciplinar, pior fica a situação e mais peso ganho. De que preciso para mudar minha vida e ser magro e saudável, como tanto quero?

Resposta:
Não veja a questão como uma luta contra seu peso e sua imagem. Entenda que seu objetivo é ajudar o corpo a encontrar a saúde ideal e o bem-estar. E isso envolve mais do que seguir uma dieta e praticar exercícios. É preciso aprender a ouvir a inteligência do corpo. Procure perceber o que seu corpo realmente quer comer, em vez de atender aos desejos e hábitos que ele criou para obter mais satisfação psicológica. Aprenda a comer somente quando sentir fome e descanse os talheres quando sentir que está satisfeito, em vez de parar somente quando limpar o prato ou abarrotar o estômago. Preste muita atenção ao sabor, ao aroma e à visão do alimento e procure sempre fazer as refeições em um lugar agradável e tranquilo. Seu corpo tem o conhecimento necessário para recuperar a saúde. Deixe que ele seja seu guia, evitando se deixar levar por imagens da mídia ou pela autossabotagem de seu ser interior. Talvez seja interessante ler um dos meus livros mais antigos, *Peso perfeito*.

TIPO FÍSICO

Pergunta:
Onde posso obter mais informações sobre os tipos de corpo do ayurveda?

Resposta:
Hoje em dia podemos encontrar muitas informações sobre ayurveda e como determinar a própria constituição física. Meu livro *Saúde perfeita* apresenta em detalhes a visão ayurvédica dos doshas. Para aprofundar ainda mais os conhecimentos sobre o assunto, você pode ler qualquer um dos livros do Dr. Vasant Lad, ou os livros sobre o assunto de autoria dos doutores David Frawley, Robert Svoboda e Sunil Joshi. Swami Sadashiva Tirtha também organizou uma obra abrangente sobre os tipos de constituição intitulada *The Ayurveda Encyclopedia*.

REPOSIÇÃO DE CÉLULAS CUTÂNEAS

Pergunta:
Há pouco tempo comecei a ler o livro Saúde perfeita de Deepak Chopra e vi que nossos corpos mudam o tempo todo. Por exemplo, na quarta capa encontramos: "Nossa pele se renova a cada cinco semanas. A cada ano, 98% dos átomos do corpo são substituídos." Portanto, estou um tanto cético e querendo saber como uma cicatriz que tenho há anos se enquadra nessa ideia de regeneração. Eu continuo gerando o mesmo tecido cicatricial?

Resposta:
As cicatrizes são resultado de danos causados à camada mais profunda da derme, que então produz o tecido cica-

tricial, diferente das células comuns da pele. A partir desse ponto, o organismo continuará a regenerar o tecido da cicatriz com a mesma velocidade com que regenera as células normais da pele. Mencionamos a renovação constante das células e dos átomos do corpo para demonstrar que coisas consideradas sólidas e imutáveis na verdade são um rio de energia e inteligência em movimento. Não somos nossas células e átomos porque eles vêm e vão constantemente. Em vez disso, somos a consciência que configura esse fluxo de energia na forma de células, comportamento biológico e experiência sensorial.

CIRURGIA PLÁSTICA

Pergunta:
Ultimamente, minha insegurança tem me levado a pensar em fazer uma cirurgia plástica no nariz. Ao mesmo tempo, quero aprofundar a vida espiritual. Essa insegurança com o corpo (principalmente agora que estou ficando mais velha), associada à atração pela vida espiritual deixa minha mente muito confusa. Você pode me dar uma ideia das visões da ioga e do ayurveda, e também sua opinião sobre a questão de modificar a aparência física?

Resposta:
Não sei se existe uma posição oficial do ayurveda sobre a cirurgia plástica, mas o objetivo básico da filosofia da ioga e do ayurveda é a restauração do equilíbrio e da integridade física, mental e espiritual. Um tratamento como a cirurgia plástica só seria indicado se fosse essencial para o bem-estar geral do paciente. Certamente, quando alguém fica des-

figurado, faz sentido recorrer a uma cirurgia plástica de reconstrução. Na verdade, na Índia antiga, há mais de dois mil anos se faz rinoplastia no caso de narizes amputados.

Em seu caso, como você declara que sua motivação vem da insegurança e da preocupação com os efeitos do envelhecimento, mais benéfico do que fazer uma cirurgia plástica provavelmente seria tratar as inseguranças, os medos e as convicções subjacentes. Todos os aspectos do seu bem-estar poderão ser poderosamente beneficiados por um esforço no sentido de construir autovalorização com base na própria essência e não na aparência externa.

IMAGEM DESVALORIZADA

Pergunta:
Tenho uma imagem muito negativa do meu corpo. Ouvi falar do transtorno dismórfico corporal, mas não sei bem o que é isso ou se tenho esse problema. Não importa o que eu faça, não consigo ficar feliz com minha aparência, e isso prejudica minha vida social porque sou muito insegura. Como posso me treinar para acreditar que sou bonita e para me livrar desse fardo mental?

Resposta:
A questão não é treinar a mente para acreditar que você é bonita, mas saber o que é a verdadeira beleza, encontrá-la dentro de você e saber que é bonita. Você está avaliando beleza com base em um modelo idealizado imposto pela sociedade e pela mídia. Sempre que nosso bem-estar depende de atingirmos padrões ideais externos, inevitavelmente ficamos aquém do esperado. Essa é a natureza da dualidade.

O simples fato de ter um corpo humano é um milagre incrível. A beleza da vida vem de sua própria existência. Você já notou como crianças muito pequenas têm uma aceitação, confiança e apreciação inerentes dos próprios corpos? Essa é a herança natural da beleza que todos trazemos ao nascer. Experiências dolorosas na infância e na adolescência podem pôr a perder essa autoconfiança, e passamos a pensar que o amor e a aceitação dos outros dependem de nos transformarmos em algo diferente daquilo que realmente somos.

Com algum trabalho de introspecção e intuição, você talvez possa identificar onde esses equívocos iniciais ficaram enraizados em sua psique. Também recomendo a meditação, porque a experiência autorreferente de nossa verdadeira natureza é a base para formar a verdadeira autoestima e a autoconfiança. Essa prática nos faz recuperar o contato com o sentimento natural e infantil de aceitação. A partir daí, é possível descobrir que as afirmações podem começar a ser eficientes e ajudá-la a cultivar o amor-próprio e a valorização de sua aparência física.

Portanto, mesmo que você ache seu nariz muito grande ou seus quadris muito largos, já não sentirá mais que essas características a definem ou definem a pessoa com quem se relaciona e gosta de você. Você é um ser divino de luz e amor com um corpo físico que funciona como veículo para ajudá-la a perceber sua verdadeira natureza e sua beleza. Você verá que seu corpo, com suas características exclusivas, é um pequeno reflexo da totalidade e da perfeição do seu Ser divino. Então será fácil começar a encontrar em seu corpo aspectos dignos de amor, como seu sorriso, suas mãos ou seus olhos, e deixar que essas áreas de apreciação sejam o ponto de partida para mais aceitação e amor por todo o seu corpo.

OS QUARENTA

Pergunta:
Estou passando por sentimentos desconcertantes. Acho que estou entrando na menopausa. Vou fazer 40 anos e apesar de dizerem que a vida começa aos quarenta, estou me sentindo um pouco desorientada com essa questão. Essa coisa de envelhecimento está ficando bastante óbvia quando me olho no espelho e percebo o fim de minha juventude. Talvez eu esteja adotando uma ótica muito negativa da questão, mas, como sempre me identifiquei com a aparência física, tenho muita raiva dessa situação. De repente, parece que minha autoconfiança está levando a pior. Sinto ciúme e insegurança sempre que meu marido olha para uma mulher mais jovem. Subitamente essas mulheres viraram uma ameaça, enquanto antes eu não dava a mínima para quem ele olhasse.

Nunca pensei que minha identidade dependesse tanto da aparência física. Estou me sentindo perdida. Não sei como me recriar em uma versão nova e madura, que me deixe confiante e segura. Os homens também passam por esse tipo de situação? Talvez isso seja a crise da meia-idade. De uma hora para a outra comecei a me pegar cobiçando esses pequenos carros esportivos vermelhos. O que devo fazer?

Resposta:
Durante as transformações dessa fase, é normal sentir um certo grau de desorientação quando avaliamos nossa situação na vida e as reações de nosso corpo ao tempo. Ao recriar-se em uma identidade menos envolvida com a

aparência física, lembre-se de direcionar a identidade física para seu Ser espiritual interior. Assim, perceberá seu corpo como reflexo da qualidade da alma divina, em vez do inverso. Desse modo, a mudança e o envelhecimento passam a ser nossos amigos, e não inimigos.

Saúde do sono

CICLOS DOS DOSHAS

Pergunta:
Há pouco tempo escutei sua série de CDs Training The Mind, Healing The Body, *que achei de grande valia. Estive pensando sobre os períodos do dia que você denomina vata, pitta e kapha. Sei que você nos aconselha a ir para a cama entre 22h e 22h30 e acordar em torno 6h. Não tenho conseguido fazer isso. Parece que meu corpo quer se deitar às 23h e se levantar às 7h. Talvez isso aconteça porque ainda estamos no horário de verão. O que você acha? Espero que quando atrasarmos o relógio em uma hora, meu corpo vá querer obedecer à programação de sono que você indicou.*

Resposta:
Dentro de poucas semanas você poderá determinar por si mesmo se o fim do horário de verão vai ajudá-lo ou não. Contudo, com ou sem horário de verão, não é preciso seguir à risca essas orientações relacionadas aos períodos dos doshas ao longo do dia. A cada dosha correspondem períodos de quatro horas exatas. Por exemplo, o período de 22h a 2h corresponde a *pitta*, mas você não precisa dar extrema importância a um horário exato. A definição desses períodos

varia um pouco de um lugar para o outro, de acordo com a hora do nascer do sol durante o ano. A ideia de se deitar às 22h se justifica porque temos menos necessidade de dormir e temos um sono de mais qualidade se adormecermos antes que o ciclo do corpo se torne excessivamente *pitta*, o que ocorre em torno da meia-noite.

CORUJÃO

Pergunta:
Sou uma ave noturna por natureza. Por mais que tente funcionar durante o dia, fico muito irritado e quero voltar a permanecer acordado à tarde e à noite. Sei que os metafísicos e as orientações do ayurveda consideram melhor acordar cedo e ir dormir em um horário decente. Como não quero entrar em luta comigo mesmo e prefiro a noite, o que isso pode causar a meu sistema? Não sinto efeitos prejudiciais desses hábitos, mas gostaria de saber se, em sua opinião, os corujões têm jeito?

Resposta:
Isso não é um problema sério desde que você durma o suficiente e funcione bem quando necessário. As orientações ayurvédicas não são leis, são apenas orientações, lembretes. A prática de dormir cedo e acordar cedo é considerada ideal porque nos possibilita tirar proveito de alguns ciclos naturais para obter a maior eficácia do repouso e da vigília.

Se não houver razões que o obriguem a ficar acordado enquanto o resto do mundo dorme, pode ser interessante verificar se você não adotou esse padrão noturno por conta de problemas emocionais ou crenças inexploradas sobre a ideia de dormir. Algumas pessoas com hábitos noturnos não gostam de dormir porque sentem que estão baixando a guarda. Essas pessoas usam uma espécie de vigilância extrema que lhes dá uma disposição extra depois da meia-noite como recurso para adiar o momento de dormir até serem derrubadas pelo sono. Nesses casos, o hábito de dormir tarde pode mascarar medos ou crenças limitantes. Faça um teste: imagine que vai dormir cedo e acorda cedo, e veja se isso suscita em seu corpo sentimentos de ansiedade e desconforto. Se isso não acontecer, você é uma pessoa de hábitos noturnos por natureza. Relaxe, pois esse não é um problema sério.

ACORDAR CEDO

Pergunta:
Mesmo que eu durma bastante durante a noite, não consigo acordar tão cedo (e sair da cama) quanto gostaria. O que posso fazer para me motivar a levantar quando o despertador toca?

Resposta:
Tente ir dormir uma hora mais cedo do que de hábito. Se, mesmo tendo dormido durante sete ou oito horas, ainda estiver cansado para acordar cedo, é claro que seu corpo precisa de mais horas de sono. Uma regra geral é se deitar antes das dez da noite, porque o sono do período até meia-noite é mais repousante do que o mesmo tempo de sono após a meia-noite. Procure não comer uma refeição pesada no fim do dia, pois isso acelera o metabolismo. Também evite atividades que agitem a mente ou as emoções perto da hora de

dormir, já que isso pode agravar o dosha *vata*. Se tiver uma noite de sono mais profundo e repousante, você se sentirá mais descansado ao acordar. Veja se essas ideias ajudam.

CICLOS DE SONO

Pergunta:
Sou um engenheiro de redes de comunicação e meu trabalho me obriga a uma constante troca de turnos, ou seja, posso passar alguns dias trabalhando de 23h a 7h e em outros dias trabalhar de 7h às 15h. Li em seus livros que para manter a sintonia com os ritmos da natureza o ideal é repousar das 22h às 6h. Acredito que estar em harmonia com a natureza e seus ritmos faz bem e pode promover uma criatividade infinita, além de boa saúde. Mas, ao mesmo tempo, não posso deixar de pensar que perderia uma carreira muito lucrativa se abrisse mão da flexibilidade de trabalhar à noite. Muita gente trabalha em atividades que pedem rotatividade de turnos. Como essas pessoas conseguem manter o emprego e ao mesmo tempo ter boa saúde e sintonia com a natureza?

Resposta:
Lamento dizer que, de acordo com diversos estudos sobre saúde ocupacional, muitas pessoas pagam um preço alto em termos de saúde por conta dessas mudanças de turno. Certamente, há quem se adapte melhor a esses esquemas. Se você acha que esse é seu caso e que as vantagens de uma longa carreira nessas condições compensam o desconforto temporário, tome providências para pegar no sono com facilidade e dormir todo o tempo que achar necessário. Para isso, pode ser preciso fazer ajustes nos horários das

refeições, para não dormir com o estômago cheio. Se você for casado e tiver filhos, esse sistema de turnos pode prejudicar bastante seu relacionamento, portanto, será preciso definir um esquema que ainda lhe permita ver a família e interagir com ela para que essa parte de sua vida não seja muito afetada. Além disso, em uma casa cheia talvez seja difícil conseguir sete ou oito horas de sono tranquilo durante o dia. Compare os fatores existenciais afetados por esse trabalho em turnos com as vantagens para a carreira e decida se vale a pena manter essa atividade. Você também pode se oferecer para trabalhar nesse sistema durante alguns meses, para que possa testar se ele lhe serve ou não. Talvez você seja uma das pessoas que se adaptam com muita facilidade ou talvez descubra que nunca se sente repousado, por mais que durma durante o dia.

MEDITAR PARA DORMIR

Pergunta:
Às vezes não consigo pegar no sono porque tenho muitos pensamentos na cabeça. Mesmo quando medito pela manhã, não consigo evitar que os pensamentos dominem, portanto, faço o que posso para voltar ao mantra. Descobri que, quando faço a meditação do som primordial à noite, na cama, ainda tenho pensamentos, mas voltar ao mantra me ajuda a dormir. Isso prejudica minha prática diária de meditação? Estou condicionando meu corpo a precisar do mantra para dormir?

Resposta:
Não há problema em meditar um pouco para adormecer, se sua mente estiver tumultuada e a tranquilidade da

meditação ajudar a superar essa barreira. Lembre-se, porém, de que, em geral, a meditação nos dá mais energia e nos deixa mais ativos, portanto, evite fazer disso um hábito. O ideal é alternar os efeitos da meditação com a atividade diária para ajudar a consolidar e estabilizar os benefícios da prática. Lembre-se de que os pensamentos fazem parte da meditação. Mesmo que você tenha muitos pensamentos, ainda poderá meditar sem esforço.

MODAFINIL

Pergunta:
O que você acha do medicamento modafinil? É seguro usar esse tipo de droga para dormir de duas a quatro horas por noite? Agora os cientistas estão pesquisando como produzir remédios à base de modafinil para que as pessoas possam dormir apenas duas horas por dia. Se isso acontecer, o mundo nunca mais será o mesmo. Algumas áreas de trabalho poderão facilmente fazer os profissionais trabalharem durante dias seguidos ou em turnos de 24 horas. Como me interesso pelo ayurveda, eu me pergunto se isso é realmente seguro. Qual o efeito real do modafinil sobre o corpo humano?

Resposta:
Na verdade, ainda não conhecemos os efeitos dessa substância a longo prazo. No momento, a droga é prescrita somente para pacientes com narcolepsia, apneia do sono ou distúrbios do sono resultantes de trabalho em turnos. Essa droga faz parte de uma classe de medicamentos chamados estimulantes do sistema nervoso central, cuja ação altera a quantidade de certas substâncias naturais nas áreas do

cérebro responsáveis pelo controle do sono e da vigília. Seu mecanismo ainda não é bem-compreendido. O modafinil é diferente das anfetaminas, da ritalina ou da cocaína, porque não provoca euforia ou ansiedade. Contudo, ainda não se conhece seus efeitos sobre o sistema nervoso, o sistema endócrino, o fígado, os rins e o sistema cardiovascular quando há uso prolongado.

Esse medicamento não impede que o corpo sinta cansaço, já que só afeta as áreas do cérebro responsáveis pelo desejo de dormir. Portanto, você pode passar quarenta horas totalmente alerta, com apenas algumas horas de sono. Com o modafinil, ainda fica um déficit de sono que precisa ser compensado depois, mas a ideia é que as próximas gerações da droga eliminem esse problema. Não estou tão seguro disso.

Como você bem assinalou, em nosso mundo de atividade constante, há muito interesse por essa droga fora da área médica. Os militares estão interessados nela para situações de combate e para os pilotos. As áreas de atendimento de emergência e outras que envolvem trabalho em turnos também estão muito interessadas. De acordo com a National Sleep Foundation, dois terços dos habitantes dos Estados Unidos não dormem o suficiente. Motoristas sonolentos causam mais de cem mil acidentes de trânsito por ano, o que resulta em aproximadamente seis mil óbitos.

Do ponto de vista do ayurveda, a necessidade de sono varia de acordo com os diferentes tipos de constituição física, mas os ciclos de sono ainda são essenciais para a recuperação da mente e do corpo depois de longos períodos de atividade em vigília. Com a atividade constante característica da vida moderna, provavelmente não se pode evitar o aparecimento de uma droga como essa. No entanto, um ciclo equilibrado de repouso e atividade é tão fundamental para a vida que, em minha opinião, o custo físico e emocional de ultrapassarmos nossos limites elásticos de tolerância à vigília será muito alto.

MENOS SONO

Pergunta:
Sinto cansaço e falta de energia com muita facilidade. Sempre quis ter mais energia para realizar tudo o que preciso fazer. Preciso de no mínimo oito horas de sono diárias para me sentir descansado. Sempre achei que, se fosse capaz de dormir apenas quatro horas por noite, poderia aumentar em 50% o que consigo fazer agora. Sei que precisamos manter algum equilíbrio de acordo com nossa constituição específica, mas haverá um valor positivo (espiritual) em treinar o corpo para dormir menos?

Resposta:
A inteligência do corpo conhece a própria necessidade de sono. Sendo assim, sugiro que você continue a dormir as oito horas de que precisa para se sentir descansado, em vez de decidir o que é melhor para seu corpo levando em consideração apenas o que quer fazer. O ayurveda recomenda dormir cedo à noite e acordar antes do amanhecer. Talvez você descubra que precisa de menos que oito horas de sono se começar a dormir mais cedo. Acordar cedo também ajuda a criar as condições para uma sensação de menos pressão e pressa durante o dia, o que pode levá-lo a se tornar mais eficiente e eficaz em suas atividades diárias.

FILMES DE TERROR

Pergunta:
Quando eu era pequeno, meus pais costumavam ver aqueles filmes antigos de terror com Boris Karloff e Vincent Price. Esses filmes eram extremamente envolventes, cheios de música sugestiva, sepulturas, noites escuras e cadáveres que saíam dos túmulos. Eu ficava aterrorizado. O fato de ter que atravessar um longo corredor escuro para chegar à cama ou ao banheiro também não ajudava. O corredor sempre parecia gelado, porque naquele tempo só havia aquecimento nos cômodos que estavam sendo usados. É claro que meus pais não faziam ideia do efeito daqueles filmes sobre mim e eu era medroso, e não reclamava de nada. Aos 8 ou 9 anos, nunca me passou pela cabeça simplesmente me levantar e sair da sala. Essa era a diversão dos sábados à noite nos anos 1950. Eu ia dormir com pavor da noite, de vampiros e de pessoas mortas. Sempre achei que aquelas coisas fossem reais. Quando cresci e a vida se tornou interessante por outros motivos, acabei por esquecer tudo isso. No entanto, há trinta anos tomo remédios para dormir e ainda detesto a escuridão e o frio. Portanto, aquele medo terrível ainda está comigo. Já passei dos 50 anos. Por favor, o que posso fazer? A lógica me diz que tudo isso é bobagem, até a noite cair. Há pouco tempo nos mudamos para uma casa ao lado de um campo de golfe e detesto o lugar porque à noite tudo é silencioso e escuro, e não há iluminação pública para me distrair. Além disso, preciso parar de tomar soníferos, pois agora eles me deixam cansado e já não fazem o efeito esperado.

Não sei o que fazer. Ainda acho que aquelas coisas só podem ser reais — ninguém poderia inventar tudo aquilo, não é mesmo? Eu gostaria de ter uma resposta sua. Isso está prejudicando minha vida e meu casamento, já que os comprimidos me deixam indisposto e reduzem minhas capacidades. Ainda tenho ressentimento de meus pais. Acho que eles foram irresponsáveis nessa questão. No entanto, quando falei sobre isso com eles, eles não entenderam e disseram "mas é tudo imaginação!".

Resposta:
Essas histórias não são reais. Nunca existiu um monstro do Dr. Frankenstein e não existem criaturas dos pântanos, zumbis devoradores de cérebros e múmias ambulantes. Se seu distúrbio de sono que já dura quarenta anos é causado por imagens noturnas desses filmes antigos, você precisa de um terapeuta que o ajude a reavaliar essa percepção infantil por meio da visão do seu Ser adulto, de modo a parar de investir energia mental nessas lembranças poderosas.

Caso se sinta capaz disso, você também pode fazer por sua conta uma simples terapia de realidade. Faça uma pesquisa sobre alguns desses filmes, descobrindo como foram criados os efeitos especiais e como o roteiro foi escrito ou alterado. Depois disso, veja o filme em um dia quente e ensolarado, na companhia de amigos. Peça a ajuda dos amigos para identificar no filme trivialidades e propostas ridículas que você possa achar engraçadas. Veja como são ridículos os objetos de cena baratos e os diálogos idiotas. Discuta com os amigos a construção dos diversos efeitos especiais. Procure imaginar como eles poderiam ser muito mais realistas com os recursos atuais. Será ainda melhor se você puder alugar um filme que também traga os comentários do diretor.

Para suavizar essa experiência, comece por ver o filme sem som e com uma música alegre de fundo. Isso vai atenuar o efeito da trilha sonora sinistra. O objetivo disso tudo é reeducar sua perspectiva infantil sobre essas histórias para perceber como são criadas e que não são reais. Se você conseguir aprender a rir desses filmes, ficará livre das lembranças. Depois disso, será bom encontrar experiências muito seguras e reconfortantes para associar às horas de sono e estabilizar a experiência de escuridão e sono por meio desses sentimentos positivos e tranquilos. Se seus remédios são prescritos por um médico, peça a ele um esquema para gradativamente parar de tomar a medicação.

Bem-estar emocional

EMOÇÕES

Pergunta:
Você poderia falar um pouco sobre as emoções? Como podemos senti-las sem perder o foco e a estabilidade? Não quero ser fria e indiferente, mas também gosto de me sentir centrada. As emoções são produto do ego? Ou será que algumas delas podem vir da essência do verdadeiro Ser?

Resposta:
As emoções são uma parte importante de nossa gama de experiências, mas até onde refletem nossa essência é algo que varia significativamente de uma pessoa para a outra. Para se libertar espiritualmente da tirania das emoções é preciso identificar-se mais com o Ser interior e menos com os sentimentos passageiros que se experimenta. Muitos cometem o equívoco de achar que essa preferência pelo Ser nos torna frios e indiferentes, mas isso não é verdade. Temos muito mais capacidade de amar os outros e desfrutar a vida quando realmente sabemos quem somos. Caso contrário, as emoções ganharão vida própria, em vez de você ter o controle.

LIBERAR EMOÇÕES

Pergunta:
Quando estou praticando a libertação emocional, às vezes não consigo identificar qual emoção sinto, já que algumas vezes me parece que podem ser diversas. Às vezes sinto que estão simultaneamente presentes, por exemplo, raiva, ciúme e rejeição. Como posso identificar apenas uma delas? Existe uma ordem de precedência que defina qual das emoções é mais importante liberar?

Resposta:
A maneira mais simples de identificar as emoções é escutar o corpo. Toda emoção tem um reflexo fisiológico. Feche os olhos e perceba que sensação física está associada à sua emoção. Ela estará localizada em algum ponto do corpo. Pode ser uma sensação de vazio no abdome, uma pressão na cabeça ou um aperto no coração. Encontre o local da sensação e procure descrevê-la. Mesmo que você não consiga esmiuçá-la até identificar um sentimento ou emoção, tudo bem. Faça uma lista dos sentimentos que percebe e trabalhe para liberá-los, um de cada vez. Não é preciso estabelecer uma prioridade entre as emoções, comece pela que desperta a sensação física mais intensa.

SER FELIZ

Pergunta:
Para alcançar a iluminação, faz diferença ser ou não ser uma pessoa feliz? Quase sempre sou bastante feliz e sinto que estou crescendo, mas quando fico deprimido, parece

que minha evolução fica estagnada. Isso é real ou é apenas minha imaginação?

Resposta:
A felicidade é o estado normal e natural da vida, portanto, *é extremamente* importante. O sucesso e a realização de nossos desejos são derivados desse sentimento interior de bem-estar e satisfação. Conforme já disse um sábio: "Temos infinitas razões para sentir felicidade. Na vida, só devemos levar a sério a alegria de viver. Nossa única responsabilidade séria é não sermos sérios."

Ser feliz é apenas aprender a apreciar o milagre de viver no presente. A felicidade nos mantém em um estado de percepção simples, infantil e inocente que é o estado autorreferente da consciência. Essa felicidade é como um aroma celestial que nos traz todas as coisas boas da vida.

RAIVA

Pergunta:
Tenho uma dúvida sobre a raiva. Não gosto de ficar zangado e muitas vezes ignoro esse sentimento, querendo fingir que já o superei. Eu diria que quase sempre me afasto da situação, física ou emocionalmente. Quando faço isso, muitas vezes acabo por sentir tristeza e impotência naquela situação. Basicamente, acho que não sei bem o que fazer quando sinto raiva. Qual é o propósito desse sentimento? Deve haver uma maneira de usá-lo para unir, em vez de criar mais separação.

Resposta:
A raiva acontece quando percebemos que o fluxo de nossos desejos esbarrou em um obstáculo. Podemos evitar muita raiva quanto paramos de nos identificar incorretamente com nossos desejos e deixamos que a natureza organize a melhor solução. Quando conhecemos nossa condição de testemunhas silenciosas, não nos aborrecemos se nossos desejos são contrariados, porque o ego não tem um investimento associado a eles. Podemos continuar centrados e à vontade, enquanto a força da evolução encontra uma maneira de remover os obstáculos.

Quando tiver raiva de alguma coisa, em vez de se distanciar emocionalmente, entregue-se à experiência até encontrar seu verdadeiro eu por trás da raiva. Então você reconhecerá como esse sentimento é inútil e ele perderá o domínio sobre você.

OSCILAÇÕES NA AUTOESTIMA

Pergunta:
Na infância e no começo da vida adulta, minha autoestima era muito baixa. Nos últimos anos, progredi muito na capacidade de me amar, acreditar em mim e gostar de ser quem sou. Consegui isso pela leitura de livros de inspiração, pela escolha de amigos positivos e saudáveis, e por reservar momentos de calma para meditar e refletir. Contudo, por vezes, ainda sou dominada por sentimentos de desvalorização e incompetência. Tento experimentar esses sentimentos, embora eles me façam sofrer. Eis minha dúvida: é realista esse meu desejo de me curar e de me sentir sempre positiva e valiosa e jamais me sentir insegura, negativa ou assustada? Existem sentimentos (negativos) que sejam normais, mesmo

quando podemos nos considerar saudáveis e donos de uma autoestima elevada? É possível que o sentimento de dúvida e medo faça parte da condição humana, por mais positiva que tenha sido a criação do indivíduo?

Resposta:
No caminho do autodescobrimento, podemos esperar passar por toda a gama de emoções — positivas e negativas. Mesmo que você construa uma autoestima sólida, não deixará de ter episódios de dúvida ou insegurança. Veja essas situações como oportunidades de cura, de elaborar elementos sombrios que você não sabia ter dentro de si e que agora estão prontos para serem integrados ao seu Ser maior. Com o tempo, a natureza ilusória e traiçoeira dos sentimentos de medo e insegurança desaparecerá para sempre. No entanto, a meta final não é se sentir positivo, corajoso e digno durante todo o dia, sete dias por semana, mas estar completamente presente, acessível e cheio de amor para consigo mesmo e para com o que estiver sentindo no momento — alegria ou tristeza, autoconfiança ou insegurança.

DEPRESSÃO DE OUTONO

Pergunta:
No outono, sempre sinto tristeza. As folhas caem, faz mais frio, o sol é menos brilhante e parece que todo mundo está diferente. Isso é uma projeção minha, ou outras pessoas sentem o mesmo?

Resposta:
Muita gente se sente dessa maneira nos meses de outono, mas não é correto dizer que nessa estação ninguém está

em seu estado normal. Com a mudança das estações, o mundo em torno de nós passa por transformações cíclicas das leis da natureza, que no verão expressam uma irradiação de vitalidade ativa e no outono mostram uma energia mais tranquila e interiorizante. Os indivíduos mais sensíveis a essa mudança podem perceber que estão menos exuberantes emocionalmente e, por extensão, sentir alguma tristeza em comparação com a estação anterior. Emocionalmente, essa época do ano é boa para refletir, avaliar-se, sentir gratidão e buscar força e orientação. Se soubermos como alinhar nossos sentimentos com as mudanças da natureza nas diferentes estações, poderemos encontrar a qualidade de beleza, alegria e paz inerente a cada estação.

A FELICIDADE QUE TRANSCENDE AS CIRCUNSTÂNCIAS EXTERNAS

Pergunta:
Fiz um grande esforço para me livrar da raiva, da depressão e de outros pensamentos e atitudes negativos que prejudicaram minha vida. No entanto, em dias como hoje, percebo o quanto ainda preciso caminhar. Como posso dar o salto que fará minha felicidade na vida diária ser um estado mental que não dependa das circunstâncias? Fico feliz quando meus colegas de trabalho me convidam para um drinque. Contudo, fico deprimida quando eles falam de tudo o que têm: família, casa, filhos, relacionamento... tudo o que não tenho. Gosto deles, fico feliz por eles, mas por que reconhecer a felicidade deles me causa um sentimento correspondente de sofrimento? Sinto tanta carência e me sinto tão mal quando

isso acontece, mas apesar de tudo o que faço ou digo a mim mesma, esse sentimento persiste.

Aprendi uma prática de meditação e comecei a fazer atividade física e a cuidar da alimentação para me tornar mais saudável, mas continuo a me sentir dessa maneira, seja qual for o meu peso ou minha situação profissional. Nunca me casei e não tenho filhos ou um namorado. Sempre me sinto excluída. Esse sentimento é reforçado em todas as situações sociais. O destino de algumas pessoas é desejar tudo o que não têm?

Resposta:
Seu trabalho para se livrar da raiva e da depressão ajudou muito e preparou o terreno para o próximo passo na direção do bem-estar. Ninguém está destinado a querer o que não tem, mas a expectativa da sociedade nos condiciona a desejar coisas e achar que basta obtê-las para ser feliz. Para se livrar desse condicionamento você precisa desenvolver uma percepção experimental do seu Ser mais profundo, e uma dedicação à verdade que transcende suas versões da verdade. Você tem uma crença inconsciente de que é infeliz por falta de um parceiro, de filhos e de uma casa. Na verdade, você é infeliz porque *pensa* que precisa dessas pessoas e dessas coisas e não porque não as tem. Se você convivesse com seus amigos depois do trabalho e não achasse que precisa do que eles têm, poderia sentir-se incluída e desfrutar da companhia deles como são. Quando conseguir ver que cultiva esse pensamento equivocado em vez de experimentar a realidade presente, você poderá deixar para trás essas ideias e crenças que lhe causam reações emocionais desagradáveis.

MÁS NOTÍCIAS

Pergunta:
Se virmos alguma coisa horrível ou incômoda (como o noticiário ou um animal morto na rua), podemos preferir não pensar sobre isso para não sentir um abalo? Costumo me sentir mal no momento, mas logo trato de esquecer. Tenho alguma deficiência espiritual por usar a abordagem "longe dos olhos, longe do coração" e evitar sentir compaixão? Sinto compaixão, mas por quanto tempo devemos sofrer com essas questões?

Resposta:
Com certeza podemos preferir não pensar sobre acontecimentos perturbadores, mas evitar ver coisas difíceis como estratégia para não sofrer só funciona se também fingirmos que não temos ligação com esses acontecimentos e não somos influenciados por eles. É claro que escolher a negação só funciona por um tempo limitado. Mais tarde, seremos obrigados a confrontar nossos sentimentos originais. Se você reagir com honestidade às notícias difíceis quando elas aparecerem, cultivará emoções saudáveis, equilibradas e adequadas. Não quero dizer com isso que devemos mergulhar no sofrimento que vemos em toda parte, só precisamos processar os sentimentos no momento em que eles acontecem.

PESSOAS IRRITADAS

Pergunta:
Como devo interagir com pessoas mal-humoradas? Tenho uma colega que passa o tempo todo zangada e agressiva. Antes eu costumava agir da mesma maneira e ficava ainda mais irritada. Agora trato de demonstrar amor e manter uma atitude de cooperação enquanto ela ainda está zangada — na verdade, só quando ela fica um pouco mais calma. Procuro me convencer de que a atitude dela não me afeta e decido não me deixar abalar. Contudo, tenho que admitir que isso requer nervos de aço.

Resposta:
O segredo é não levar a questão para o lado pessoal, mesmo que a agressividade pareça ser dirigida a você. A raiva dela é uma expressão da frustração que ela sente na vida. Se você conseguir ter respeito e compaixão pela pessoa sofredora que existe embaixo daquela raiva, poderá evitar entrar em um ciclo de reação agressiva. Aceite, sem julgar, os sentimentos que essa pessoa manifesta. Então, preste atenção a qualquer informação útil ou prática oculta sob a explosão verbal de sua colega, à qual você possa responder de maneira construtiva.

Ao mesmo tempo, não tente ficar indiferente à raiva dela. Observe suas reações quando ela se expressa de modo agressivo. Respire enquanto observa o que acontece em seu corpo. Reconheça que os sentimentos intensos provocados por essa situação resultam de respostas defensivas que protegem a versão limitada e condicionada de seu antigo eu. Seu verdadeiro Ser não é ameaçado e não precisa de proteção.

Com essa ideia em mente, continue a respirar para liberar aquele condicionamento antigo.

Com o tempo, você ficará muito hábil na prática de usar essas confrontações como ferramenta para limpar o entulho de seu velho ser e desse modo ficar disponível ao amor maior que existe dentro de você.

PERSPECTIVAS POSITIVAS

Pergunta:
Sua visão da vida é muito positiva e esclarecedora. Contudo, por mais que pensemos de maneira positiva, os acontecimentos e situações nos levam de volta a um estado mais negativo. Por que isso acontece?

Resposta:
Em vez de tentar tornar a vida positiva e evitar a negatividade, penso que é muito mais útil viver cada dia sem expectativas e sem julgar o que é bom ou mau, positivo ou negativo. Quando tentamos tornar algo positivo, na verdade estamos reagindo à realidade presente, tentando mudá-la em função de nossos condicionamentos e ideais do passado. Isso significa que partimos do princípio de que a realidade não é o que realmente é. Quando recebemos a plenitude da experiência presente sem julgá-la e sem criar expectativas, podemos reagir com mais eficiência à situação do momento, seja ela positiva ou negativa. Assim, aprendemos a trabalhar em harmonia com a força evolutiva da vida, em vez de tentar conquistar pequenas vitórias para o ego, só para ver essas vitórias serem suprimidas por acontecimentos negativos mais poderosos.

DIFICULDADE EM MANTER UMA ATITUDE POSITIVA

Pergunta:
Por que é tão difícil manter a positividade? Leio, escrevo um diário e procuro ser positivo, mas sempre volto a me sentir dominado por dúvidas e medos. Há quase oito anos venho trabalhando intensamente para aprofundar minha fé, com sucesso, mas fico desanimado quando vejo como meu progresso tem sido lento.

Resposta:
Nossos condicionamentos e nossas programações do passado criam marcas fundas em nossa consciência, e nos levam a voltar facilmente aos antigos hábitos mentais, medos e dúvidas. Não se deve ver o ato de manter uma atitude positiva como uma disputa entre o passado e seu atual desejo de mudar. As transformações fundamentais acontecem quando transcendemos tanto a positividade quanto a negatividade e ficamos no estado de consciência pura. Nesse estado, as limitações da memória e os condicionamentos podem ser abandonados e é possível abraçar sem dificuldade um novo comportamento alinhado com o presente e com o fluxo da evolução. Às vezes, o progresso pode parecer lento, mas o importante é que você está na direção correta e crescendo.

CONTROLE DOS PENSAMENTOS

Pergunta:
Estou passando por muitas dificuldades existenciais. Sinto que perdi a felicidade. Não sinto alegria e sempre levo a vida a sério demais. Passo a maior parte do tempo preocupado. Às

vezes me surpreendo tendo pensamentos eróticos. Tento me controlar e me conduzir com uma pureza de mente, corpo e alma. Em algumas ocasiões consegui controlar meus pensamentos, mas nos últimos tempos não tenho paz de espírito. Não consigo evitar os pensamentos eróticos. No passado, experimentei um estado de felicidade e bem-aventurança quando meu corpo, minha mente e minha alma estavam estáveis, sem empolgação. Não havia pensamentos ou preocupações, apenas felicidade e alegria. Mas perdi esses sentimentos nos últimos dias. Como posso voltar a um estado de felicidade e alegria? Também preciso de alguma sorte.

Resposta:

Não recomendo tentar controlar os pensamentos como meio de alcançar a pureza e a felicidade. Seu estado mental de preocupação e infelicidade não se deve à falta de controle sobre os pensamentos. O simples ato de tentar subjugar os impulsos da mente pode contribuir para uma mente excessivamente séria e preocupada.

Se você quiser recuperar a felicidade e a paz de espírito que sentiu no passado, faça o que fazia quando experimentava um estado de ausência de pensamentos e preocupações. Você só precisa cultivar aquele estado de consciência que descreveu e ele vai tornar seu humor mais leve e ajudá-lo a criar a própria sorte.

EXPRESSAR IRRITAÇÃO

Pergunta:

Em geral sou uma garota tranquila e amante da paz, interessada em questões espirituais e coisas do gênero. Contudo, nos últimos tempos tenho sentido uma irritação crescente, mesmo com as pessoas de quem gosto. Não quero acabar como uma versão moderna do arquetípico Sr. Scrooge, do conto de Dickens, pois sei que sou muito capaz de amar e cuidar dos outros (e tenho medo da solidão). No entanto, parece que minhas tentativas desesperadas de me acalmar são vãs. O que devo fazer?

Resposta:
Você pode estar atravessando essa fase de irritação por muitas razões. Talvez você esperasse que algum aspecto incômodo de sua vida melhorasse ou fosse eliminado, e isso não tenha acontecido, o que faz a frustração irromper como irritação em outras áreas da sua vida. Seja como for, é muito interessante que você ache difícil associar esse comportamento irritadiço à sua autoimagem de garota tranquila e espiritual. Reparei que em seu endereço de e-mail existe a palavra "angel" [anjo], uma demonstração de que grande parte do seu sentimento de bem-estar está associada ao ideal de ser uma pessoa terna, bem-humorada e amorosa. Isso é ótimo e sem dúvida é real, mas nosso verdadeiro Ser é muito maior e mais completo. Dentro da vasta totalidade de nossa natureza espiritual, temos luz e sombras. Somos felizes e pacíficos, mas também ocasionalmente manifestamos raiva ou irritação. Aceitar seu lado sombrio como uma pequena parte do Ser mais amplo é um processo emancipador porque nos livra do esforço de julgar e negar aquele lado sombrio (o que só faz deixá-lo mais forte). Portanto, procure identificar motivos práticos que possam estar causando irritação e ver como pode resolvê-los, mas também aproveite essa irritabilidade como uma oportunidade espiritual de deixar de lado a autocrítica que a faz pensar em si mesma como o tipo de pessoa que não deveria manifestar irritabilidade.

SUPERAÇÃO DE LEMBRANÇAS DOLOROSAS

Pergunta:
Qual é a melhor maneira de superar lembranças difíceis ou experiências traumáticas do passado? Ou de esquecer pessoas que mudaram o modo de nos tratar e nos julgam pessoas más, mas que na verdade não conhecem os fatos a nosso respeito e não sabem que somos boas pessoas? Como parar de pensar sobre pessoas que nos traíram e que nos consideram traidores porque se recusam a acreditar na verdade?

Resposta:
A melhor maneira de superar o passado é viver no momento presente. Quando estamos totalmente despertos e vivos no presente, automaticamente deixamos para trás o passado doloroso. A meditação é uma ferramenta poderosa para cultivar a percepção do presente, porque quando nos ancoramos no eterno presente que é nosso verdadeiro Ser, estabelecemos uma consciência nuclear de identidade que já não olha para o passado nem para o futuro. A segurança no próprio Ser nos possibilita admitir sem risco as dores antigas e essa aceitação cura as feridas antigas.

TRANSCENDER AS EXPERIÊNCIAS EMOCIONAIS

Pergunta:
Alguns líderes espirituais, inclusive você, falam sobre a gama de emoções que experimentamos e as maneiras de transcendê-las. Às vezes tenho a impressão de que precisamos passar pelos extremos de todas as emoções possíveis, e essa ideia me causa insegurança. Não acho que esteja exatamente

evitando determinadas emoções (ou talvez esteja), mas não gosto de pensar que preciso sentir a dor extrema que algumas pessoas sentiram para entender que sou mais do que minhas experiências, minhas emoções e meus pensamentos. Às vezes penso que talvez acabe envolvido com situações difíceis porque meu Ser maior quer ensinar ao resto de mim que nem tudo se resume "à situação" ou ao que sentimos.

Resposta:
Não é necessário buscar experiências emocionais difíceis ou intensas para transcendê-las e experimentar nossa verdadeira natureza interior. Para adquirir a necessária compreensão da própria natureza essencial no que diz respeito aos aspectos externos da natureza emocional, basta estar presente e consciente por completo das experiências que surgirem em sua vida.

Por analogia, podemos dizer que a tela branca do cinema é a base transcendente sobre a qual todas as imagens concebíveis podem ser projetadas. Para perceber essa tela branca não é preciso projetar sobre ela todas as imagens intensas possíveis. Da mesma maneira, não precisamos passar por todas as experiências dolorosas possíveis para reconhecer nosso ser silencioso que é subjacente a todas as experiências relativas.

O EFEITO SOMBRA

Pergunta:
Ontem à noite assisti a seu documentário The Shadow Effect. Fiquei em dúvida e quero sua opinião a respeito da proposta de que precisamos aceitar todos os nossos sentimentos e

emoções, negativos ou positivos. Fiquei confuso, sem saber se podemos agir com base em impulsos negativos, da sombra. Isso é uma maneira de avançar? Ou o desafio é aceitar os sentimentos sombrios sem transformá-los em ação? Você acha que a sombra escura do mal "marca pontos" quando transformamos essas emoções negativas em ações? Obrigado por lançar luz sobre tudo para nós. É uma bênção ter você.

Resposta:
Aceitar nossos sentimentos é apenas identificá-los como nossos filhos emocionais. Não significa dar-lhes força ou concretizá-los como ações. O custo emocional das emoções negativas não decorre tanto de nossa reação primária, mas do julgamento posterior que fazemos de nossas ações — desonrando ou negando essas ações até que elas se transformem em uma espécie de monstro. A cura surge ao assumirmos a reação dolorosa inicial como parte de nossa experiência humana. A dor e a sombra não são nosso verdadeiro Ser ou nosso Ser completo, são uma pequena parte de nossa história, e essa história não se completa enquanto não incluirmos tudo. Quando reorganizamos todos os fragmentos de nossa vida que enterramos ou ignoramos no passado, recuperamos a paz, o poder e o sentimento de estarmos completos.

Saúde mental

BLOQUEIOS

Pergunta:
Peço que você comente o sentimento de "bloqueio", como se não pudéssemos avançar ou completar um projeto criativo em andamento. Pergunto porque sei que essa é uma condição frequente nos seres humanos. Em mim, esse sentimento é como um peso no peito, como se eu estivesse sendo contido e não pudesse me mover. Isso é medo? Pratico meditação há quase oito anos e quase sempre sinto felicidade e alegria, mas de alguma maneira me sinto aprisionado, como um animal prestes a ser atropelado por um carro.

Resposta:
A sensação de bloqueio costuma ser causada por algum tipo de medo. O tipo específico de medo só você pode descobrir. Pode haver muita alegria e felicidade em sua vida, em geral, e talvez você não possa perceber em seu coração uma conexão clara com esse bloqueio.

Pode ser interessante começar a aprofundar essa experiência de bloqueio emocional, fechando os olhos e sentindo fisicamente a contração no peito. Preste atenção a todos os aspectos da sensação, inclusive às imagens e emoções que lhe venham à mente. Você pode usar um diário para registrar e classificar todas as informações que surjam. Quando chegar mais perto dos sentimentos mais profundos, talvez seja preciso parar e simplesmente elaborá-los, respirando profundamente, com a testemunha silenciosa dentro de você acompanhando todo o processo com compaixão e perdão. Depois de algum tempo, será possível entender claramente o que causa esse bloqueio. À medida que continuar a removê-lo, você sentirá uma abertura e uma leveza cada vez maiores substituírem aquilo que parecia pesado e bloqueado.

ANSIEDADE DE SEPARAÇÃO

Pergunta:
Desde que me separei da mãe de meus filhos, há seis anos, fiquei muito mais sensível. Consigo apreciar as pequenas coisas que trazem felicidade, mas também estou muito mais propenso a sentir ansiedade. Tudo que tem a ver com separação me deixa muito ansioso. A ansiedade se localiza em meu peito, na área do coração, e é tão forte que me parece ser possível segurá-la e removê-la do corpo.

Tive a felicidade de encontrar minha alma gêmea, mas essa ansiedade contínua é recorrente. Vejo meus filhos (de 12 e 18 anos) em semanas alternadas. Eu os levo de volta na sexta-feira e isso é muito doloroso. Geralmente sinto que não fiz o bastante.

Também sinto pânico e ansiedade porque minha filha vai se mudar no próximo ano e dentro de mais alguns anos meu filho também vai embora. Fico apavorado com a ideia do "ninho vazio"! Conversei com minha namorada sobre a possibilidade de termos filhos, mas ela se acha muito velha (45 anos) e pensa que crianças pequenas lhe causariam muita preocupação. Ela parece não se incomodar com o ninho vazio.

Às vezes tomo compostos herbais ayurvédicos para diminuir a ansiedade. O Vaidya diz que não é raro alguém sentir ansiedade nessa altura da vida em que os filhos ficam adultos e muita coisa muda. Quando os filhos assumem a própria vida, também acontece uma espécie de separação.

Meus pais já passaram dos 70 anos e tenho consciência de que eles não vão ficar por aqui para sempre, o que também me causa ansiedade.

Fico ansioso até mesmo quando uma série favorita de televisão chega ao fim. Acho que sempre senti ansiedade com qualquer tipo de separação. Sinto que tudo está associado à separação e isso transforma o mundo em um "inferno".

Pessoalmente, me sinto atemporal e sem idade. Mas o mundo ao meu redor envolve separações demais. Alguma dica ou conselho?

Resposta:

Sugiro que você aprenda as técnicas da EFT[1] para lidar com a ansiedade quando ela surgir. Você também pode examinar melhor as crenças que sustentam sua ansiedade e encontrar novas maneiras de ver a vida. Por exemplo, a ansiedade causada pela ideia de se separar das pessoas amadas pode ter relação com um sentimento fundamental de que sua segurança depende de nada mudar ao seu redor — você precisa conviver com as mesmas pessoas, ter a mesma aparência, sentir as mesmas coisas. Esse tipo de

---

[1] Emotional Freedom Techniques, conhecida como Acupuntura emocional sem agulhas. [N. da T.]

crença só pode resultar em decepções, porque no mundo relativo tudo muda o tempo todo.

Como diz Heráclito, é impossível entrar duas vezes no mesmo rio. A vida é um fluxo de experiências que nunca se repetem. O sol nasce e morre; as estações vêm e vão; nós nascemos em corpos físicos, formamos laços de relacionamento e então deixamos a condição física. Esses são ciclos inevitáveis da existência relativa e por isso Krishna diz a Arjuna: "Você não deve sofrer pelo que é inevitável." Busque o atemporal e imutável em seu Ser maior, e não no mundo exterior que se transforma. Descubra maneiras de aceitar e sentir gratidão pela mudança constante da vida, em vez de resistir a ela. Procure seguir o exemplo dos heróis que aprenderam a dançar no fluxo constante da mudança criativa sem perder a alegria e a paz enraizadas no centro tranquilo da compreensão de si mesmos.

IRREALIDADE

Pergunta:
Tenho experimentado uma sensação de irrealidade, de desconexão, o que em geral me causa nervosismo e pânico. Pergunto o que posso fazer para melhorar essa sensação. Ela está interferindo em minha vida e quero superá-la.

Resposta:
Essa sensação de irrealidade costuma ser causada por um desequilíbrio no dosha *Vata*. Experimente adotar algumas medidas simples para acalmar o *Vata*. Passe mais tempo em meio à natureza. Estabeleça uma conexão com as sensações do seu corpo e a percepção física do seu ambiente. Exercícios

físicos como caminhar ou nadar podem ser úteis. Não coma alimentos que agravem o vata; prefira comidas mais pesadas, mas que você ainda consiga digerir bem; elas podem ajudar a aterrá-lo. Evite o excesso de atividade mental e as situações que causem ansiedade. Faça um esforço especial para estabelecer conexões com outras pessoas. Saia para se divertir com os amigos ou passe algum tempo brincando com crianças.

AUTOPIEDADE E DEPRESSÃO

Pergunta:
Não consigo parar de sentir pena de mim mesmo. Acho que para mim nada dá certo, e todo mundo está melhor do que eu. Todos ao meu redor viajam e realizam coisas e eu não. Sinto muito cansaço porque só tirei 45 dias de férias em 28 anos. Sofro de depressão há muito tempo e tomo antidepressivos, mas não consigo sentir esperança e otimismo. O que posso fazer para me sentir melhor?

Resposta:
Você sente pena de si mesmo em parte porque compara sua vida com a dos outros. Férias e crescimento profissional são circunstâncias externas; não são você e não deveriam ser o padrão pelo qual você se avalia. Quando começar a sentir autopiedade, olhe-se no espelho e diga que você é sua alma e não seu corpo, seu trabalho ou um relacionamento. Nossa essência é divina e completa, portanto, ninguém é melhor ou mais importante do que os outros, tampouco pior ou inferior.

Neste exato momento, você tem todo o necessário para avançar até um estado mais feliz. Só precisa se distanciar de sua antiga forma condicionada de se ver, aceitando a força e a sabedoria de seu verdadeiro Ser.

Você diz que toma antidepressivos há muito tempo e não se sente melhor. Consulte seu médico ou médica sobre a possibilidade de tentar outro tratamento.

DESESPERO

Pergunta:
Estou lhe mandando essa mensagem porque estou em uma situação desesperadora e perdi toda a esperança. Você parece ser a única pessoa capaz de entender meus pensamentos. Imagine que alguém passou a vida toda lutando para sentir alegria, esperando sempre por ela, sendo bom para os outros, se esforçando ao máximo e ainda assim sendo constantemente ferido pelos outros ou pelas circunstâncias, a ponto de não conseguir mais sentir nada de bom no corpo, na mente e na consciência. Quando essa pessoa tenta descrever como se sente, lhe dizem que ela está louca. Ela já não acredita mais que alguém possa levar suas palavras a sério. Será que se desistirmos desse mundo e de todos que vivem nele, não poderemos avançar para outra consciência? Não consigo ver o benefício de passar por mais sofrimento em minha alma. Não consigo mais ficar aqui. Existe alguma coisa, qualquer coisa, capaz de me devolver o desejo de estar vivo em vez de sentir ressentimento por fazer parte deste mundo? Estou reduzido a me equilibrar à beira do abismo a todo momento, todos os dias. Sinto que os outros me empurram como se não pudessem ouvir meu pranto.

Resposta:
Em primeiro lugar, por favor, procure imediatamente alguém de confiança com quem possa falar sobre seus sentimentos. Conte a essa pessoa o que está pensando e por que se sente dessa maneira. Em um fórum como este, não consigo dar-lhe o desejo de fazer parte deste mundo. A questão não é que seu mundo deixou de conter experiências semelhantes às das pessoas que amam e aceitam as próprias vidas. Pelo contrário, o que limita sua capacidade de perceber e sentir é seu estado de depressão e a atitude de luta sem sentido, de rejeição e de desespero. É muito difícil entender que podemos ver as coisas de outra maneira quando estamos mergulhados no desespero, mas se você conseguir ajuda para se desapegar dessa visão de luta, poderá constatar que na verdade tem muitas opções. A partir daí, será possível construir uma maneira diferente de viver em que não se sinta à mercê de forças insuperáveis e indiferentes.

PROGRESSO E DEPRESSÃO

Pergunta:
Depois de passar um ano lutando para fazer uma transformação positiva em minha vida, percebi que nem tudo foi assimilado de forma permanente. É difícil acordar toda manhã e lembrar a positividade sentida na noite anterior. Muita gente caracteriza esse fenômeno como depressão. Depois de fazer uma pesquisa sobre os sintomas, acho que estou passando por uma crise depressiva poderosa. Minha pergunta é como conseguir uma mudança duradoura quando se sofre de uma depressão que faz cada dia parecer assustador e sem

esperança? Estou tentando fazer as pazes com essa situação, mas, na realidade, todo dia me sinto sufocar. Por favor, me ajude, se puder.

Resposta:
Sua primeira prioridade deve ser administrar a depressão. Quando tiver estabilizado um sentimento de bem-estar, terá uma base para operar transformações pessoais em sua vida. O problema da depressão é que ela afeta nosso progresso e a maneira como nos percebemos. Mesmo que por padrões objetivos você esteja progredindo, a percepção de si mesmo através das lentes da depressão lhe dirá que nada mudou ou até mesmo que as coisas pioraram.

Procure ajuda para tratar a depressão, e então você será capaz de obter avanços mais satisfatórios.

ESQUIZOFRENIA

Pergunta:
Meu irmão parece ter sintomas de esquizofrenia paranoide. Ele tem 26 anos e vive em Maryland. Na última semana, ligou para mim aqui na Califórnia e confidenciou que conspiradores grampearam o telefone dele e manipulam a televisão para controlá-lo dia e noite. Ele diz que está quase resolvendo um problema matemático cuja resposta vai mudar o mundo e que as forças ocultas estão controlando seus passos. Diante disso, liguei imediatamente para meus pais. Nenhum dos dois quis encarar o problema. Ambos disseram que não podem fazer nada por ele enquanto ele não quiser ser ajudado. Eles não lhe dão amor. Não querem que meu irmão vá morar com eles. Estive falando com ele o tempo todo, procurando dar-lhe

amor. Acredito que a doença vem se instalando há muitos anos e foi causada pelo divórcio horroroso de meus pais, há quinze anos. Meu pai ainda não fala com minha mãe. Um culpa o outro pela doença de meu irmão. Tratam a doença do filho como uma questão pessoal. De qualquer maneira, estou escrevendo porque gostaria de ter sua opinião sobre o melhor caminho que posso seguir. Tenho 29 anos, estou tentando ser roteirista de cinema e ganho muito pouco. Como posso ajudá-lo?

Resposta:

De fato, parece que seu irmão tem um problema sério. O divórcio de seus pais pode ter contribuído para estressá-lo, mas ninguém deve achar que a esquizofrenia dele tenha sido *causada* pelas ações de terceiros. É uma situação difícil, porque ele certamente vai precisar de ajuda profissional e talvez seja problemático fazê-lo aceitar a necessidade dessa ajuda. Como você está do outro lado do país e parece ser o único parente disposto a se envolver, talvez precise avançar com cautela para não perder a confiança dele e para levá-lo a reconhecer que precisa de ajuda. Entre em contato com o serviço social da região onde ele mora e veja se existem recursos para pessoas nessa situação. Depois, procure seus pais para ver se eles podem prestar alguma ajuda. Seu amor é um fator importante para o bem-estar de seu irmão, mas mesmo que você fosse morar com ele, isso não seria suficiente para curá-lo da esquizofrenia. Continue a prestar-lhe amor incondicional e apoio, mas também faça o possível para providenciar assistência externa que possa ajudá-lo com seu problema. Boa sorte.

O CAMINHO ESPIRITUAL E OS REMÉDIOS

Pergunta:
Você acha que mesmo com progresso na busca espiritual, alguns indivíduos podem precisar de medicamentos para controlar algumas condições? Ou você acha que a meditação regular e a autoconsciência podem levar qualquer pessoa a conquistar um estado mental de paz?

Resposta:
Imagino que você se refira às condições sérias que possam exigir o uso de medicamentos, como surtos psicóticos. De acordo com minha experiência, são raros os casos em que medicamentos podem ajudar alguém a lidar com um episódio psicológico agudo em curto prazo. Nesses casos é melhor parar a meditação e as práticas espirituais até recuperar a estabilidade e o equilíbrio. Insisto que, de acordo com minha experiência, as situações que exigem intervenção farmacológica são muito raras. Na maioria dos casos, os obstáculos ocasionais no caminho espiritual podem facilmente ser contornados por meio de diversas técnicas naturais de apoio.

DISTÚRBIOS MENTAIS, ESCOLHAS E JUSTIÇA

Pergunta:
Fico profundamente perturbada quando penso em problemas como transtorno maníaco-depressivo, esquizofrenia, depressão clínica aguda e outros distúrbios graves do mesmo tipo. Acredito do fundo do coração, da mente e da alma que os seres humanos podem escolher as experiências que terão na terra. Em última análise, podemos escolher sofrimento

ou alegria, céu ou inferno. No entanto, existem aqueles que sofrem horrivelmente e parece que essas pessoas são vítimas de suas doenças. Tenho uma amiga que passa por mudanças terríveis de humor quando não toma lítio. No momento, a "escolha" dela é tomar a medicação que lhe proporciona equilíbrio e estabilidade emocional. No entanto, Emily Dickinson não teve essa opção. Era bonita, extremamente inteligente e muito perturbada. Ela se matou porque não suportou tanta dor. O mesmo acontece com muita gente na história e nos dias atuais. Portanto, tenho algumas perguntas a fazer: onde estavam as opções de Dickinson e de minha amiga de obter equilíbrio e saúde sem medicação? No fundo, isso não é justo. Isso é uma traição. As emoções e sentimentos existem para nos guiar, e não para nos fazer mergulhar no desespero. Espera-se que sejamos capazes de criar emoções e sentimentos e não sermos escravos desses sentimentos. Outra pergunta: muita gente brilhante sofre de distúrbios de humor e problemas mentais, como se pode ver nas biografias. Qual é a conexão entre beleza, inteligência, sofrimento e doença mental?

Resposta:

Respondendo primeiro à segunda pergunta, não acredito que exista uma conexão válida entre beleza e sofrimento. É verdade que inúmeros artistas mostram grande sofrimento psicológico, mas também existem muitos artistas que não são almas sofredoras. Além disso, um número incontável de casos de depressão e distúrbios mentais não produziram a beleza poética encontrada nos escritos de Emily Dickinson. Embora seja de conhecimento geral que a poeta sofria de depressão, não se acredita que ela tenha cometido suicídio. Acho que você pode encontrar provas de escolha ao longo de toda a vida de Emily Dickinson: em vez de guardar os sentimentos dentro de si, ela optou por escrever poemas. Em vez de se casar, preferiu viver reclusa. Embora as doenças mentais, como a depressão e a esquizofrenia, limitem muito nossas opções, elas não as eliminam nem nos transformam em marionetes de um destino impessoal. Entendo o sentimento de que a doença mental não é uma condição justa. Outras situações horríveis no mundo, como a guerra, a fome, outras doenças e a violência contra crianças, não podem ser justificadas ou explicadas. Contudo, para sanar e transformar essas experiências dolorosas, precisamos firmar o poder de nossas ações no presente e não ceder a uma filosofia de fatalismo e negação de nossa ligação com o todo. É possível que não tenhamos uma compreensão clara da ligação entre nossas dificuldades do presente e a totalidade de nosso passado e do passado que compartilhamos com outros, mas essa incompreensão não prova que tal ligação não existe nem que a vida é injusta.

Dependências

INSEGURANÇA E VÍCIO

Pergunta:
Constatei ou penso ter constatado de que maneira a insegurança consegue desencadear meu vício. Quando me sinto mal com minha situação financeira ou com problemas no trabalho, minhas dependências aumentam. Você já percebeu isso em outras pessoas ou essa é uma característica só minha? Existe uma conexão espiritual ou uma relação inversa entre a segurança e as dependências?

Resposta:
Acho que a insegurança e as dependências têm por base a mesma conexão psicológica bastante simples. A ansiedade, associada à insegurança, leva a um comportamento de dependência como um meio inadequado de aliviar o problema. Entender os fatores que precipitam esse comportamento é um bom passo para iniciar a quebra do ciclo.

ALCOOLISMO

Pergunta:
O que é o alcoolismo? Se não se trata de doença, devo aceitar os conceitos dos outros sobre esse assunto, de modo a aceitar uma condição do passado que já não existe? Isso parece uma identidade falsa para mim como um ser espiritual em sua forma mais pura. Devo ceder à hipnose social do programa, ou é melhor deixar que os outros me chamem de louco e trabalhar em minha consciência como um "pensador independente"?

Resposta:
O alcoolismo é a dependência de álcool. As dependências são um desejo de encontrar satisfação em algo que não pode proporcioná-la. Nesse sentido, elas não são diferentes do mecanismo básico da ignorância que mantém a todos em servidão. Na dependência de substâncias, o conjunto mente/corpo estabelece um círculo vicioso que perpetua a dependência.

Você está certo quando diz que o alcoolismo é uma identidade falsa em comparação com seu Ser maior, seu *atman*. Limitar sua pessoa ao rótulo de "alcoólico" é um comportamento masoquista e falso se você já despertou para uma identidade espiritual mais profunda de si e já aprendeu a conhecer seu verdadeiro Ser como uma consciência pura e livre de condicionamentos. Isso não significa que os alcoólicos em recuperação não precisem se preocupar com recaídas: eles precisam permanecer sempre vigilantes. O poder da dependência não deve ser subestimado. Esse exercício de vigilância também pode se transformar em uma ferramenta espiritual de libertação. Estar sempre consciente da escolha entre a felicidade real e a felicidade falsa também é a discriminação necessária para alcançar a iluminação.

Ainda pode ser útil trabalhar com um grupo de apoio, mesmo que você não esteja de acordo com todos os aspectos da filosofia do grupo, porque os benefícios de um programa coletivo costumam superar as diferenças ideológicas que possamos ter. Você pode continuar a ser um pensador independente, mas focar no crescimento espiritual e aproveitar os benefícios proporcionados pelo poder de um grupo de apoio. Boa sorte.

FIM DE SEMANA DESPERDIÇADO

Pergunta:
Uma descrição da minha semana: trabalho muito nos cinco dias úteis, fico bêbado na sexta-feira e no sábado e então começo a esperar pelo próximo fim de semana. Estou quase achando que perdi o estado natural de êxtase e alegria. Sei que a meditação pode trazer à tona minha verdadeira essência e me suavizar para que eu possa capturar as alegrias da verdadeira bem-aventurança, mas o que você sugere para gente como eu, aprisionada em uma ordem equivocada do dia a dia? Privado dessa rotina, sinto que me agrido com comida, bebida e outras supostas alegrias materiais que não deixam uma imagem positiva de mim mesmo.

Resposta:
Sugiro que você use o fim de semana para se revigorar, em vez de se atordoar. Dedique seu tempo a criar ligações com a família e os amigos, buscar aventuras criativas e meditar.

Use o fim de semana para dormir mais, praticar atividades físicas e preparar refeições nutritivas que fortaleçam sua mente e seu corpo, em vez de afogá-los em toxinas. Quando você começar a usar o tempo dessa maneira, conseguirá ter uma imagem melhor de si mesmo.

DROGAS PSICOATIVAS

Pergunta:
Muitos filósofos da antiguidade, psiquiatras e pensadores usaram drogas psicoativas, quase sempre naturais, como peiote, cogumelos e maconha. A maioria das pessoas que nunca experimentaram drogas parece não ter inclinação espiritual. Há sempre dois tipos de pessoas: as que usaram drogas e as que não usaram. Sei o que você pensa sobre os efeitos das drogas sobre o espírito: que elas são um substituto de segunda classe etc. A Dra. Candace Pert afirma com propriedade que "as drogas são como uma marreta que esmaga os neurorreceptores".

Também estou consciente de que essa pode ser uma pergunta delicada, já que você não pode advogar a favor do uso de drogas. No entanto, se elas forem usadas com moderação suficiente para não degradar demais os receptores, afetando drasticamente o modo como nos sentimos depois, é mesmo tão ruim utilizá-las de vez em quando, desde que não se fique dependente e elas sejam usadas apenas de modo recreativo?

Resposta:
Não nego que alguns indivíduos e até mesmo tribos inteiras tenham usado de maneira positiva plantas psicotrópi-

cas para expandir a percepção. O uso construtivo dessas substâncias se apoia em uma orientação e em uma tradição que funciona como rede de segurança e também prevê uma experiência específica para o aspirante. No Ocidente, o que representa um risco substancial para o usuário de psicotrópicos é a falta de orientação e tradição, além do risco de dependência e da toxicidade que você mencionou. Alguns indivíduos talvez tenham apenas experimentado drogas por conta própria e tenham saído do processo com experiências positivas e sem dependências ou danos neurológicos, mas esses são as exceções que confirmam a regra. Desaconselho o uso recreativo de drogas, não só porque elas são ilegais, tóxicas e causam dependência, mas também porque existem inúmeras outras maneiras seguras, eficazes e brandas de experimentar as maravilhas incríveis da vida. Na minha opinião de médico, o resultado simplesmente não vale o risco.

SUPERAR A PRISÃO DO PASSADO

Pergunta:
Peço que me diga como se pode superar um passado difícil. Sou um alcoólatra em recuperação e, como você pode imaginar, tenho em meu passado muitas situações que preferia que nunca tivessem acontecido. Me envolvi em muitas brigas em bares, tive uma vida sexual promíscua e por algum tempo estive às voltas com drogas e outras coisas que acontecem quando se tem esse estilo de vida. Daqui a um mês completo cinco anos sem beber, usar drogas ou qualquer outro tipo de substância tóxica. Agora faço de tudo para viver uma vida

espiritual e quero ir além. No entanto, percebo que passo muito tempo revivendo o passado. Muitas vezes tenho medo de que algumas das minhas ações daquele tempo ressurjam para me atormentar. Tenho um sonho recorrente no qual um detetive me diz que nos últimos cinco anos esteve preparando um dossiê a meu respeito com as coisas que fiz. Nesse sonho, sempre sou condenado à prisão.

Completei o quarto e o quinto passos dos Alcoólicos Anônimos. Na verdade, já passei pelos 12 passos. Pretendo refazer o quarto e o quinto porque sei que poderia ter me dedicado muito mais na primeira vez. E talvez depois eu também faça uma revisão do nono passo, no qual procuramos compensar aqueles que prejudicamos.

O problema é que já passei por todo o processo e não consigo esquecer o passado. Sinto que no fundo preciso me perdoar pelas coisas que fiz. Não quero viver com medo do que pode acontecer. Não quero mais ter medo de que o passado volte para me assombrar. Essa experiência costuma ser frequente em pessoas com passados turbulentos como o meu?

Você tem alguma recomendação de métodos que possam aprofundar um pouco mais o que já tentei? Para ser honesto, vou dar outra chance ao trabalho com os doze passos, pois nunca me senti bem com meu empenho na primeira vez. Mas sinto que, para certas coisas, é preciso ir mais fundo.

Resposta:
Meus parabéns pelos cinco anos de sobriedade. Essa é uma conquista magnífica. Quanto ao medo de que o passado retorne para assombrá-lo e puni-lo, acho que o atual senti-

mento de culpa já está conseguindo assombrá-lo bastante e a incapacidade de se perdoar o mantém prisioneiro em uma cela que você mesmo construiu.

A culpa e a incapacidade de se perdoar são frutos da crença de que você é definido por suas ações passadas. Quando você aprender a meditar, ficará consciente do núcleo silencioso interior que é a sua verdadeira natureza, seu verdadeiro Ser. A partir dessa perspectiva você saberá que seu comportamento do passado não o define. Aquelas ações são meros acontecimentos que encobrem sua natureza essencial, mas não são o que você verdadeiramente é. Esse engano o impede de se perdoar. Com a experiência de seu autêntico Ser, você irá a níveis bastante profundos para se livrar do resto de medo e culpa sobre seu passado.

RECUPERAÇÃO DE DEPENDÊNCIAS

Pergunta:
Acabei de passar por um programa alternativo de tratamento para usuários de drogas no qual são utilizadas meditação, ioga e massagens. É claro que também se faz psicoterapia. Antes de entrar no programa, eu nunca tinha tomado conhecimento do mundo maravilhoso da meditação e da ioga. Estou encantado! Que diferença isso vai fazer! (já mudou a maneira como vejo muitas de minhas crenças anteriores.) Também tivemos algumas explicações sobre a terapia de regressão a vidas passadas.

Como se pode começar essa jornada de vastas informações de modo a aplicá-la adequadamente a um viciado recém-recuperado? Sinto-me como uma criança com os olhos muito abertos. Tudo isso parece novo, estranho e maravilhoso. Como evitar os fanáticos?

Agradeço qualquer resposta que você possa me dar. Somos muitos, e quase não existem terapias alternativas para dependentes. Sou muito grato pelas raras instituições corajosas que têm como missão tratar as dependências de um modo novo e pouco convencional.

Resposta:
Todas as viagens começam onde você está agora mesmo, pelos sentimentos e pelo entendimento que você tem nesse momento. Não se sinta obrigado a entender imediatamente toda a história. Dê um passo de cada vez na direção que pareça fazer sentido e que fale ao seu coração. O entusiasmo pelo conhecimento é uma aquisição valiosa em sua estrada para a recuperação. Deixe que essa sede de saber seja seu guia e ela o levará aos conhecimentos e práticas mais indicados para você. Não tente evitar os fanáticos e os opositores. Eles podem ser muito valiosos para ajudá-lo a discernir a verdade por si mesmo. Aplaudo sua coragem e seu esforço e desejo o maior sucesso em sua jornada de volta à saúde.

ALCOÓLICOS ANÔNIMOS ILUMINADOS

Pergunta:
Estou sóbrio há mais de 15 anos e sou membro dos Alcoólicos Anônimos. Mais ou menos na mesma época em que embarquei nessa viagem para me tornar um alcoólatra "recuperado", encontrei seu lindo livro As sete leis espirituais do sucesso. *Ele reitera todas as ideias fundamentais que*

aprendi a amar no AA. Como você sabe, a transformação do pensamento por meio de uma experiência espiritual é a essência do programa do AA.

Em minha recuperação do alcoolismo crônico, houve um período em que tentei induzir uma experiência espiritual por meio de ioga e psicoterapia junguiana intensiva, sem ajuda do AA e dos doze passos. Aprendi muito sobre mim mesmo e sobre os ensinamentos da hatha yoga. No entanto, não estava conseguindo operar a transformação psíquica vital e necessária para superar o alcoolismo crônico. Já estava sóbrio há sete anos e ainda sofria de medo e depressão (beber era só um sintoma do meu alcoolismo). Eu era o que se costuma chamar de bêbado "a seco". No fim desse período, entrei em contato com alguém (padrinho/instrutor) do AA que me guiou nos doze passos conforme descritos no livro Alcoólicos Anônimos.

Aquele homem viu que eu estava em má situação e me guiou pelo processo sem perder tempo, à razão de um passo por semana. Nós simplesmente seguimos as orientações contidas no texto em geral. Como resultado desse trabalho, comecei a ter uma experiência espiritual súbita e muito poderosa.

Infelizmente, mesmo no AA não há muito consenso sobre o significado da expressão "trabalhar o programa". O programa são os doze passos de recuperação descritos nas primeiras 164 páginas do livro Alcoólicos Anônimos. No capítulo "Nós, os agnósticos" discute-se a necessidade de um poder maior do que o ego, mas não há uma indicação de onde se pode encontrar esse poder.

Bem, esse é exatamente o tema do livro. O objetivo principal é possibilitar-nos encontrar um Poder (Deus) maior que nós (nosso ego) e que nos ajude a resolver todos os nossos problemas. Mais adiante, no mesmo capítulo, podemos ler que esse "Poder" está dentro de cada um (conceito claramente reiterado em outras partes do texto). Só precisamos procurá-lo para ter acesso a ele. Essa é a finalidade dos doze passos e essa foi minha experiência. Porque como alcoólicos, "não estávamos apenas física e mentalmente doentes, estávamos espiritualmente enfermos. Quando a doença espiritual é superada, organizamo-nos mental e fisicamente.

Vemos no último passo (Décimo segundo passo): "Tendo experimentado um despertar espiritual graças a esses passos (ausência de Poder — encontrando um Poder), procuramos transmitir essa mensagem (os doze passos) aos alcoólicos e praticar esses princípios em todas as nossas atividades (amor e serviço)."

Já não me sinto impotente. Pelo contrário, tal como a literatura do AA estabelece claramente, por ter vivenciado uma experiência espiritual suficiente para me recuperar de um estado mental e físico aparentemente desesperado, passei a ter acesso a um Poder (a consciência de Deus) maior do que eu mesmo (meu ego). Já não estou impotente. Esse Poder está dentro de mim e "resolveu" meu problema. Não estou curado (nunca mais posso beber com segurança), mas estou recuperado (não tenho vontade de beber). Tenho uma vontade indescritivelmente maravilhoso de existir e ser feliz.

Quanto à palavra "alcoólico", com todo respeito discordo de sua interpretação que considera a expressão "negativa", apesar de saber que muitas pessoas pensam dessa maneira. Para mim, a palavra se transformou em algo incrivelmente positivo. Meu alcoolismo foi a doença (minha sede espiritual e minha enfermidade) que me aproximou de Deus. Essa palavra agora representa libertação e união com Deus. Sou imensamente grato por ser um alcoólico e não queria mudar essa situação, mesmo que pudesse.

Resposta:
Adorei sua explicação dos fundamentos espirituais do programa do AA. Você mostrou com muita beleza como aquele poder não é o ego, mas o Ser divino. Nunca vi essa questão ser tão bem-explicada. Desejo que todos no programa recebam uma apresentação igualmente profunda dos passos. Como você afirmou em sua carta, tenho a suspeita de que infelizmente existe muita confusão com relação a "trabalhar o programa". Espero que você e outras pessoas como seu padrinho continuem esse trabalho de ajudar outros a superarem a dependência de álcool por meio do entendimento iluminado do AA.

COMPORTAMENTO AUTODESTRUTIVO

Pergunta:
Durante toda minha vida, fui atraído por padrões de comportamento autodestrutivos. Usei drogas, consumi álcool, participei de atividades e relacionamentos perigosos e diversos outros meios, apesar de nunca ter intencionalmente prejudicado ninguém. De uma maneira ou de outra, pareço estar focado em me destruir.

No entanto, por trás de tudo isso existe um desejo sincero de conhecer o fim último, conhecer minha própria verdade, conhecer Deus.

Acredito que "nada que seja real pode ser ameaçado", e sei que o espírito é indestrutível. Portanto, entendo que se tudo for aniquilado, o que restar é o que conta. Eu me sinto como Michelangelo quando esculpia o mármore para libertar o anjo aprisionado na pedra! Talvez essa proposta pareça estranha, mas é possível que o processo ou o desejo de autodestruição seja um caminho espiritual válido? Será esse o significado mais profundo da expressão "morrer antes da morte"?

Resposta:
Essa expressão se refere à necessidade de morrer para o apego ou a identificação com o mundo físico antes de deixar o mundo físico. É preciso parar de se identificar com o que é falso. Em um sentido metafísico, o comportamento autodestrutivo não consegue ferir o que é real, mas considerando que nos identificamos com o corpo e com a personalidade, o comportamento autodestrutivo é exatamente o que o nome diz: a destruição dirigida ao próprio Ser. E isso não é saudável nem favorável à evolução. A aniquilação do falso ser, que você pensa poder resultar do comportamento autodestrutivo, na verdade é motivada por um apego a esse ser limitado. Portanto, tal comportamento ainda o escraviza ao que não é real, em vez de libertá-lo. Considerar uma ação autodestrutiva espiritual *a posteriori* não muda a dinâmica fundamental da psique no estado de servidão. É verdade que você é como um anjo preso no mármore, mas as drogas e um comportamento imprudente não o libertam, só reforçam a ignorância. Quando realmente nos purificamos e nos libertamos do falso ser, alcançamos uma percepção, uma iluminação e uma segurança em um comportamento que apoia a saúde e a consciência.

Sua compreensão da diferença entre o que é real e o que não é constitui um poderoso aliado para sua evolução, mas precisa ser estruturada sobre a experiência direta da consciência para ser totalmente prática. É preciso tempo para reeducar os velhos condicionamentos, portanto, devemos ser amorosos e pacientes com nós mesmos durante essa transição, mas é importante reconhecer o comportamento destrutivo como tal, para que ele não se perpetue sem necessidade.

Cura

A LIÇÃO DO CÂNCER DE MAMA

Pergunta:
Há vários anos recebi o diagnóstico de câncer de mama. Fiquei livre do câncer até 2000, quando foram descobertas metástases na coluna vertebral. Alguns meses depois, foram descobertas metástases no pulmão e agora no colo do fêmur direito. Apesar de seguir os tratamentos, de ter feito muito para me livrar de sentimentos tóxicos, de ter perdoado todo mundo e mudado meu estilo de vida para incluir meditação, preces, boa alimentação, exercícios físicos e suplementos, o câncer continua a voltar. Será que a doença continua a voltar porque estou deixando de entender uma lição? Tenho certeza de que vou vencê-la, mas a cada diagnóstico fica mais difícil manter uma atitude positiva.

Resposta:
Não acho que a recorrência do câncer mostre que você está perdendo uma lição de vista. Acho que seria psicologicamente prejudicial continuar a adotar essa abordagem. Até onde posso ver, você está fazendo todo o necessário para se recuperar, só precisa continuar nessa linha até que o

câncer desapareça totalmente. Sei que pode ser decepcionante alcançar grandes vitórias e depois voltar ao ponto de partida, mas às vezes o câncer é muito insidioso e pede uma maior diligência e persistência para ser superado. Não deixe que os diagnósticos recentes enfraqueçam a convicção de que você vai superar tudo isso.

MUDANÇAS SAZONAIS

Pergunta:
Todo ano, nas mudanças de estação, pareço ficar doente. Em geral é apenas um resfriado que passa depois de alguns dias, mas eu me pergunto por que isso acontece. Já tentei diversas abordagens para evitar adoecer, como tomar mais vitamina C e lavar as mãos com mais frequência. Não costumo me expor a multidões e locais públicos. Não estou pedindo conselhos médicos, mas o que você acha que está acontecendo?

Resposta:
Segundo o ayurveda, nos períodos de transição entre estações ficamos mais vulneráveis a doenças. Como as leis da natureza responsáveis por uma estação estão em declínio e as leis da natureza que sustentam a nova estão em alta, existe uma mudança paralela no funcionamento do complexo mente/corpo. Por um lado, o corpo fica mais sensível às influências externas que causam o desequilíbrio por causa dessa transição, e, por outro, as toxinas e impurezas metabólicas que acumulamos durante a estação nos tornam mais suscetíveis a doenças. Por essa razão, o ayurveda recomenda

que a cada mudança de estação sigamos o programa de purificação chamado panchakarma, para limpar o excesso de doshas acumulado, de modo a nos mantermos saudáveis e fortes durante todo o ano.

ÓLEO DE GERGELIM

Pergunta:
Você afirma que o óleo de gergelim é muito curativo... mas em qual forma — não refinado ou tostado? No Reino Unido é mais fácil encontrar o tipo tostado, mas vou procurar o não refinado se for melhor.

Resposta:
O não refinado é muito melhor. Antes de usar o óleo, você deve curá-lo por meio de um rápido aquecimento até cem graus. Você só precisa tratar dessa maneira todo o óleo uma única vez. Então, antes de usá-lo para massagem, é aconselhável aquecer uma pequena quantidade em banho-maria, até a temperatura corporal. O gergelim é o melhor óleo para a maioria dos tipos de corpo, mas é um pouco quente. Se você tiver predominância de *pitta*, viver em um local de clima quente e sua pele não reagir bem às qualidades de aquecimento do óleo de gergelim, prefira usar óleo de coco ou azeite de oliva.

TRABALHO DE CURA

Pergunta:
Gostaria de trabalhar com energias de cura. Você poderia esclarecer certa ambiguidade que existe na minha visão de doença, da causa da doença etc. Em meu entendimento, as pessoas ficam doentes em qualquer existência como consequência de estilos de vida pouco saudáveis, exposição a toxinas etc. A doença também pode ser causada por problemas emocionais adquiridos nesta vida ou em uma vida anterior. Podemos adoecer por causa de escolhas ou forças cármicas. Pergunto: como é possível a cura em caso de doenças escolhidas ou cármicas?

Resposta:
O simples fato de uma doença estar relacionada com carma ou com decisões antigas não exclui a possibilidade de cura. Nossas ações e escolhas do presente podem modificar e reescrever os velhos condicionamentos que causaram a doença. Toda cura é autoproduzida e ocorre como transformação de um desequilíbrio decorrente de ações passadas em um equilíbrio no presente. O terapeuta se limita a ajudar os outros a operar a autocura.

Além disso, quando pensar em trabalhar com cura, lembre-se de que a cura sempre é possível, mas isso não significa que você sempre terá a resposta ou a ferramenta necessária para que isso ocorra. A profissão de curar pode nos ensinar muito depressa a humildade e a necessidade de respeitar os objetivos evolutivos mais abrangentes da vida, que vão além de simplesmente "curar uma doença". Você não precisa ter uma solução para toda doença que encontra, basta saber como e quando pode ajudar os outros.

OPERAR CURAS NO HOSPITAL

Pergunta:
Estou trabalhando como enfermeira em uma ala para pacientes com câncer nos ossos e nos tecidos moles. Gosto de trabalhar com esses pacientes e gosto de meus colegas, mas todo dia fico muito cansada, e quando volto para casa estou sem energia. Pratico uma meditação para obter energia feminina da Mãe Terra e para conectá-la com a energia masculina. Minha pergunta é: devo continuar meu trabalho no hospital com esses pacientes que, em minha opinião, consigo ajudar, ou devo me limitar a tratar (com Reiki e Karuna) pessoas que querem ser tratadas?

Resposta:
Lendo sua carta não fiquei seguro se você está cansada todo dia ao chegar em casa como consequência do trabalho pesado como enfermeira ou se você pensa que o trabalho adicional de aplicar Reiki e Karuna é a causa do cansaço. Se ele for causado pelo trabalho de cura, então será bom fazer alguns ajustes na técnica para que ela não esgote sua energia no processo de ajudar aos outros.

Quanto à questão de ajudar àqueles que você acha que pode ou somente aos que querem ser ajudados, penso que a primeira consideração deve ser se o paciente quer ajuda. Isso é o maior determinante na eficiência do trabalho. Haverá muitos pacientes acessíveis a seu tratamento do fundo da alma, mesmo que não tenham as ferramentas conceituais para entendê-lo. Portanto, você não precisa ter uma longa discussão sobre o Reiki com eles para determinar se querem ou não o trabalho de cura. Se você perceber que os conceitos de alguém prejudicam a compreensão, use suas técnicas energéticas que verificam informações para determinar se o Ser mais elevado do paciente deseja o trabalho e lhe dá permissão ou não. Quase sempre, ele vai querer, a menos que exista um propósito oculto que seja beneficiado se deixarmos que as coisas aconteçam sem interferência. Saiba que existem muitos outros anjos como você nas clínicas e hospitais, fazendo discretamente seu trabalho de amor, muitas vezes sem que ninguém saiba como a recuperação do paciente realmente aconteceu. Que Deus abençoe a todos vocês.

LIÇÕES DE CURA

Pergunta:
Recentemente fui apresentado a seu CD Soul of Healing Meditations. *Notei um efeito imediato quando comecei a trabalhar sobre um distúrbio de tecido conjuntivo de que sofro e que é conhecido como síndrome de Marfan. Especificamente, percebi que, em uma área afetada pelo movimento/ deslocamento dos ossos, parece que os ossos foram um tanto realinhados e a dor está diminuindo.*

No entanto, tenho a seguinte dúvida: partindo do princípio de que o fato de ter uma doença me possibilita, caso queira, aprender e crescer espiritualmente, será que vou perturbar o "equilíbrio" se tentar me livrar dessa doença por meio da autocura? Será que devo carregar esse fardo por toda a vida? Será que a ideia de não carregar essa doença seria uma sabotagem realizada por uma parte de mim contra as tentativas de acabar com a doença?

Resposta:
Só porque podemos aprender com uma doença, não significa que não devamos tentar curá-la. Devemos adotar a posição de que é possível aprender nossas lições sem dor ou sofrimento. A doença é uma indicação de que alguma coisa está desequilibrada. Autocura é o trabalho da inteligência da mente e do corpo no sentido de restaurar o equilíbrio. Às vezes uma doença traz uma mensagem ou uma lição; quando entendemos a mensagem, trabalhamos para nossa cura. Mas não devemos cometer o erro de suportar passivamente o desconforto de uma doença porque não queremos interferir com o processo de aprendizagem que ela traz. A mensagem mais evidente de toda doença é que ela está atraindo sua atenção para que você possa remover o problema. É diferente quando a doença não pode ser tratada, mas não devemos julgar que esse é o caso desde o início.

ANESTESIA E CONSCIÊNCIA

Pergunta:
Nos últimos três anos, minha vida passou por muitas mudanças, e nos seis últimos meses meu dia a dia tem sido excelente. Naturalmente, minha definição de excelência tem mudado constantemente. Tenho uma grande sensação de bem-estar quando faço meditação com Som Primordial e com todos os outros CDs que ouço diariamente (The Book of Secrets; Synchrodestiny; Sacred Verses, Healing Sounds; The Power of Now; The Happiness Prescription), e também com livros. Às vezes fico muito estressada e sou dominada por uma série de pensamentos. Nesses pensamentos, perco minha

percepção. Com um repouso agradável recupero o equilíbrio. Nos últimos tempos, antes de meditar, penso: "Estou pronta para abandonar todas as penas do condicionamento." Não sou muito rigorosa com a frequência da meditação e costumo deixar que ela aconteça naturalmente. No entanto, sinto muita falta quando deixo de fazê-la durante mais de um dia. Recentemente, tive que passar por uma endoscopia. Não contei a ninguém da família porque não é uma cirurgia e eu tinha certeza de que nada daria errado. Contudo, tive pensamentos de autopiedade e apelei para ideias que tinha quando era uma criança carente de atenção. Fiquei apenas testemunhando esses pensamentos e decidi que não havia nada a fazer, portanto deixei que se fossem. Estive pensando e acho que esses pensamentos são parte dos condicionamentos do passado que estou tentando abandonar. Só queria compartilhar com você meu estado mental porque o considero meu guru. Minha primeira pergunta é: qual é o estado de consciência em que nos encontramos quando estamos anestesiados? Quem mantém o funcionamento do coração e da respiração quando a mente para? Quem vive no estado de consciência cósmica testemunha a endoscopia/cirurgia? Não estou achando que estou nesse estado de consciência, mas sei que estou chegando lá por causa da imensa paz e satisfação que tenho sentido durante a maior parte do tempo nos últimos seis meses. Obrigada por dedicar tempo a ler e talvez a responder meu e-mail.

Resposta:
A anestesia é um procedimento bastante conhecido com relação à dosagem exata para se obter determinado efeito, mas ainda não é bem-compreendida em termos dos alvos

e processos neurológicos envolvidos. Além disso, o estado de consciência do paciente anestesiado não se enquadra nas categorias dos estados de consciência naturais da vigília, do sonho ou do sono, porque não é um dos modos de percepção normais e naturais que alternamos normalmente, como esses três estados. Contudo, ele mostra muitas semelhanças óbvias com o sono e esse é, provavelmente, o estado de que mais se aproxima entre aqueles que estão disponíveis. Na anestesia, como no sono, o sistema nervoso autônomo mantém a respiração, a digestão e a circulação do sangue, embora o Ser consciente não esteja cuidando dessas funções. A testemunha silenciosa é um nível de percepção mais fundamental que o estado de vigília. Quando plenamente madura, essa luz interna de autoconsciência fica desperta e é uma presença tranquila que se faz sentir em todos os momentos, quer estejamos despertos, sonhando, dormindo profundamente ou anestesiados.

PSICOTERAPIA

Pergunta:
Qual a sua opinião sobre a psicoterapia como ferramenta de cura, já que nesse processo precisamos constantemente rever e analisar o passado para entender e superar os sofrimentos/ efeitos das experiências vividas?

Resposta:
Psicoterapia é uma categoria muito ampla, e são tantas as práticas diferentes abrangidas por esse nome genérico que seria excessivamente simplista sancionar tudo o que se

define como tal. Dito isso, uma ferramenta de autoconhecimento pode ser poderosa e às vezes essencial para a cura. Exames de imagem do cérebro mostram que a terapia cognitiva é benéfica no tratamento da depressão. Com certeza não vai fazer bem suscitar lembranças dolorosas sem ter primeiro estabelecido a força do Ser que pode transformar e curar aquele trauma.

Por essa razão é tão importante ter uma prática espiritual que gere uma percepção do Ser como algo maior que a personalidade e a dor, e que pode servir como base para se lidar com os condicionamentos do passado a partir de um local seguro, consciente e voluntário.

TERAPIA

Pergunta:
De vez em quando, lembranças dolorosas de uma crise do passado invadem meu presente e consomem mais tempo do que eu gostaria. Contudo, em termos gerais, sou feliz e sinto alegria em minha vida. Além disso, me surpreendo desejando ter conhecido alguns amigos no início da vida. Tenho pensado em procurar um terapeuta que me ajude nessas questões, mas não sei se devo. Como posso saber se preciso de terapia?

Resposta:
Não há nada de mal em procurar a ajuda de um terapeuta para superar lembranças do passado, ou para melhorar as habilidades de socialização. Não é preciso estar louco ou incapacitado para justificar o fato de ter procurado ajuda.

Talvez você não *precise* estritamente de um terapeuta. Basta que você ache que gostaria de ter assistência para resolver algumas dessas questões. Se procurar, encontrará alguém habilitado a ajudá-lo nas áreas que mencionou.

CONTORNAR A TERAPIA

Pergunta:
Quando nasci, fui dado para adoção. Minha família adotiva é maravilhosa; eles são minha família "de verdade". Contudo, durante muitos anos senti medo, dúvidas e culpa sem saber por quê. Recentemente descobri que isso está sendo chamado de "ferida primordial", isto é, a separação prematura de uma criança de sua mãe biológica. Passei por diversos problemas pessoais, como uso de drogas, endividamento etc. Agora entendo que esses problemas são consequências de não conhecer meu verdadeiro valor.

Não sei por que nunca tive interesse em passar por uma terapia. Em vez disso, fiz longas caminhadas em meio à natureza e sempre senti atração pela espiritualidade. Muitas vezes, enquanto caminhava e meditava, me encontrei em um lugar livre de dúvida, medo e culpa, totalmente inocente, imaculado, e soube que aquilo é o que sou. Nesses momentos, sei que minha "ferida" não é real, só eu sou real. É quase como se eu tivesse passado ao largo da terapia e pegado um atalho. O medo, a dúvida e a culpa desapareceram gradualmente e foram substituídos por amor e confiança.

Sei que para muitas pessoas a terapia é uma coisa maravilhosa, mas pergunto: é possível que o simples ato de mudar a percepção e a perspectiva do ego para o espírito, do irreal para o real, nos possibilite dissolver de alguma maneira qualquer trauma pessoal, por mais profundo que ele seja? Que na verdade nós possamos nos curar quando experimentamos o amor como nossa verdadeira natureza?

Resposta:

Sim, é possível contornar a terapia tradicional e curar-se. A autocura é o que acontece em qualquer cura, portanto, você não contornou de fato a terapia, só fez esse tratamento sem assistência externa. Na melhor das hipóteses, a boa terapia só pode nos ajudar a utilizar esse mecanismo natural de cura que existe em nós. Às vezes, a ajuda de um bom terapeuta pode fazer toda a diferença para alcançarmos o poder de cura dentro de nós. No entanto, sempre temos a opção de lançar mão da inteligência cósmica interna e deixar que ela organize o processo de cura, como seu caso demonstra. Esse tipo de terapia do Ser maior, sem mediação, tem muitas vantagens. Ela nos ajuda a evitar a armadilha de reforçar o próprio problema que tentamos resolver. Às vezes, toda a atenção que dirigimos aos problemas e às feridas ao discuti-los na terapia pode inadvertidamente aprofundar nosso apego a esse falso ser, e tornar mais lento o processo de cura.

A única desvantagem que observei em uma abordagem estritamente transcendental de cura emocional é a possibilidade de, por negação, considerarmos que superamos os problemas quando na verdade eles só foram ignorados. O ser humano tem uma forte tendência a querer acreditar que resolveu um problema antigo quando começa a ter um ponto de apoio no verdadeiro Ser. Certamente é verdade que a experiência do *atman* cura e transforma todas as feridas e condicionamentos do passado, mas é preciso honestidade e coragem sinceras para trazer todos os medos e vulnerabilidades a essa luz e permanecer presente com tudo o que isso incluí. Assim, podemos integrar todos os fragmentos de nosso velho ser rejeitado na totalidade do Ser que tem por base a inclusão, em vez de exclusão. Isso fica claro pelo amor e pela confiança que você experimentou.

Mente e corpo

OUVIR O CORPO

Pergunta:
Em seu DVD The Happiness Prescription, você nos instrui a "ouvir o corpo". Entendo que isso nos ajude a tomar decisões importantes e em outras situações. De vez em quando tendo a pensar de maneira negativa por medo, o que naturalmente produz sinais corporais e sintomas. Como podemos saber que sinais devemos ouvir? Como saber se eles são reais e tentam nos dizer algo ou se são apenas produto do medo? E obrigado por me inspirar todos os dias!

Resposta:
Escutar a orientação que nos chega por meio da inteligência do corpo é uma ferramenta valiosa para a tomada de decisões. No entanto, se a pergunta não for apresentada ao corpo em um estado de neutralidade, se o medo e a negatividade forem preexistentes, a resposta será distorcida e confusa.

Nessas situações, é necessário, primeiro, limpar e liberar o medo e a negatividade. Para isso, você pode fazer uma respiração profunda na área do corpo que apresenta esses sentimentos. Para muita gente, a atividade física também é um recurso eficaz. Uma vez tendo trabalhado esses sentimentos e alcançado o estado de equilíbrio e bem-estar, você poderá ouvir o corpo em busca de orientação.

ESCUTAR O CORAÇÃO

Pergunta:
Em alguns de seus livros e CD's você menciona a possibilidade de escutar o coração como meio de obter orientação. Espero não parecer muito obtuso ou literal, mas quando sinto meu coração, penso no músculo responsável pela circulação situado do lado esquerdo do peito. Não consigo entender como isso pode supostamente orientar minha vida.

Resposta:
Escutar o coração significa sentir e aprender coisas externas à lógica linear da mente e às racionalizações do passado. Você não precisa pensar sobre a área do coração propriamente dita para cultivar um sentimento de sabedoria que tem como origem seu próprio Ser amoroso. É suficiente focalizar-se nesse sentido de terna sabedoria, onde quer que você o sinta. Contudo, o princípio básico dessa prática é que, para cada pensamento ou emoção, existe uma atividade correspondente no corpo. A maioria das pessoas costuma experimentar os sentimentos de amor, intuição, esperança e alegria no centro cardíaco e essas atividades emocionais estão fisicamente associadas ao próprio coração. Nesse sentido, é mais instrutivo aconselhar as pessoas a ouvirem o coração como modo de reorganizar a abordagem delas a uma situação que é mais abrangente,

amorosa e holística. Além dessa associação tradicional entre coração, amor e intuição, o conhecimento atual sobre a fisiologia humana fala de um tipo de inteligência mais difuso e disseminado por todo o corpo, em cada célula dele. De fato, aproximadamente 60% das células do coração são constituídos de neurônios idênticos àqueles encontrados no cérebro. Pesquisas indicam a existência de uma unidade coração/mente que controla tanto o coração quanto o cérebro, por meio de uma via neural direta. Portanto, apesar de ser uma bomba que responde pela circulação do sangue, o coração é muito mais do que isso. Cultivar as habilidades latentes do coração representa um aspecto importante do crescimento espiritual.

EQUILÍBRIO E DESEQUILÍBRIO

Pergunta:
Quando meus pais se divorciaram, abandonei mente e corpo e parei de cuidar de mim em todos os níveis durante quase quatro anos. Estava extremamente desequilibrada em todas as áreas de minha vida. Sem nenhuma ajuda, consegui virar o jogo e estou de volta nos trilhos e muito feliz. Gostaria de saber: se a mente sabe como recuperar o próprio equilíbrio e o equilíbrio do corpo quando eles se perdem, por que ela deixa que antes esse equilíbrio seja perdido?

Resposta:
A questão não é saber como recuperar o equilíbrio, mas a nossa escolha. Nós escolhemos como viver a vida, optando por mais ou menos equilíbrio. Portanto, mesmo que a mente saiba restaurar o equilíbrio, a decisão de fazê-lo é

uma escolha que depende do que ela percebe como seguro e viável. Quanto mais pudermos expandir os limites de nossa percepção para revelar nossa invencibilidade intrínseca, mais fácil se torna escolher o equilíbrio.

ÓDIO AO CORPO

Pergunta:
Durante toda a minha vida resisti a ter a forma humana que tenho. Eu me lembro de que na adolescência ficava frustrada quando não conseguia fazer alguma coisa porque era muito baixa e dizia a mim mesma: "Eu poderia fazer muito mais se não estivesse presa nessa porcaria de corpo." Agora tenho 45 anos e essa "porcaria de corpo" parece cada vez mais limitante. Não tenho deficiências físicas ou doenças de maior porte. Tenho um pequeno problema nas costas, fascite plantar, sinusite, rigidez nas articulações e menopausa. Essas são apenas pequenas dores insistentes que me deixam deprimida e me impedem de fazer o que preciso e quero fazer. Você ensina que todas as nossas doenças têm relação com as emoções. Talvez isso seja verdade. Eu também fico cansada de administrar as emoções. Você pode comentar por que temos que habitar a forma humana? Porque não podemos aprender o necessário na forma de espíritos?

Resposta:
O reino físico representa o ponto extremo do espectro de expressão da consciência. Para alcançar a iluminação, precisamos absorver toda a gama de experiências da

existência. Não podemos ser completos sem ter aceitado e dominado totalmente o mundo físico e o corpo dentro do mundo físico.

É verdade que o corpo pode parecer muito restritivo, por ser denso e sujeito a doenças, mas também é a mais impressionante criação do cosmos. E quando o corpo humano recupera o equilíbrio e a integridade originais, desfrutamos de completa liberdade e alegria. Não devemos perder de vista o incrível presente que recebemos ao adotar a forma física e nem a oportunidade preciosa de alcançar nosso potencial pleno com esse veículo físico. Se você aprender a amar seu corpo, começará a ver como ele é um grande aliado em nossa busca espiritual.

LIBERAR A NEGATIVIDADE

Pergunta:
Qual é a melhor a maneira de liberar a negatividade? Recentemente, vi uma citação em que você recomenda que devemos estar atentos à maneira de liberar negatividade para que ela não se reflita de volta em nosso mundo. Sei que você nos aconselha a aceitar todas as nossas emoções, boas e más. Sinto uma espécie de inércia dentro de mim quando faço isso. Alguma sugestão?

Resposta:
Uma boa maneira de dispersar a negatividade é ver a ligação entre as emoções que sentimos e as sensações físicas associadas a essas emoções. Se usarmos a atenção e a respiração consciente, seremos capazes de limpar a negatividade. Ao liberar os sentimentos negativos de dentro de nós, evitamos

gerar mais consequências negativas no meio ambiente. E isso é o oposto de tentar liberar esses sentimentos reagindo às coisas negativas que percebe nos outros, o que provavelmente só irá criar mais negatividade para você e para os outros e obrigá-la a cuidar dela mais tarde.

TÉDIO NO TRABALHO

Pergunta:
O tédio mental pode causar doenças físicas, como dores no corpo, problemas de memória, dificuldade visual, irritabilidade, falta de energia etc.? Acho que tenho esses sintomas quando estou entediado — quase sempre no trabalho. Isso é produto da minha imaginação? Caso contrário, você pode sugerir alguma coisa que não seja mudar de emprego? Pedir demissão não é uma opção viável neste momento.

Resposta:
É claro que o tédio pode causar doenças físicas. Todos os pensamentos e sentimentos que experimentamos ficam registrados em todas as nossas células e nos tecidos. Você precisa encontrar um fator de interesse em sua atividade. O tédio não é um estado normal da consciência. Veja as crianças muito pequenas, que ainda não foram condicionadas pela mídia sobre o que é divertido. Elas se interessam por tudo a seu redor e mesmo quando fazem algo repetitivo, parecem saber que cada momento é um mundo novo a ser explorado. As crianças são espontâneas no contato com aquele núcleo interior de vida que só pode ser experimentado pelos adultos por meio da meditação. Se

você puder redescobrir o incrível milagre que é o simples fato de estar vivo neste momento, não terá mais problemas com o tédio no trabalho.

A MELHOR PERSPECTIVA DE UMA SITUAÇÃO

Pergunta:
Estou infeliz no meu emprego atual e ainda não consegui descobrir o que quero fazer. Ainda estou decidido a melhorar minha situação profissional. Sou muito ativa e crio sozinha duas filhas de 4 e 8 anos. No último fim de semana, rompi o tendão de Aquiles em uma aula de dança com as meninas, e, como resultado, minha perna direita está engessada e estou tentando me acostumar com as muletas. Graças a Deus não sinto dor, mas parece que vou precisar de uma cirurgia e talvez fique em casa por um período que pode ir de duas semanas e meia a três meses. Eles disseram que talvez eu possa voltar ao trabalho na terceira semana após a cirurgia, mas não poderei dirigir durante três meses! Preciso dirigir 32 quilômetros de ida e volta para o trabalho. No momento não conheço nenhum colega de trabalho que more perto de mim. Fui orientada a manter a perna elevada e não apoiar o peso sobre ela até conversar com meu médico e discutir os detalhes da cirurgia. Talvez eu devesse ver esse incidente como um mal que vem para o bem, mas me sinto culpada por sobrecarregar os colegas de trabalho com minhas tarefas e também por ter que pedir à família e aos amigos ajuda para levar e buscar minhas filhas na escola, me levar ao médico e fazer minhas compras. Acho que sinto culpa pelos esforços que todos estão fazendo por causa de minha lesão. Ninguém está me culpando; na verdade, as pessoas têm sido

muito prestativas. Acho que estou lidando com a situação da melhor maneira possível e tenho um sistema de apoio muito bom — apesar de nem sempre querer pedir ajuda.

O que quero saber de você é como posso aproveitar bem esse tempo. Como me manter focada em minha recuperação? Como posso me concentrar no que quero em termos de carreira quando tudo isso está acontecendo? Que ferramentas ou estratégias você recomenda que eu use para atravessar esse período?

Resposta:
Acho que você já está bem atenta às possibilidades positivas dessa situação. Em minha opinião, o que mais a incomoda é a culpa por pedir ajuda aos outros em um momento de crise. Você começou por dizer que não está feliz em seu trabalho. Talvez você sinta culpa por achar que criou essa incapacidade em sua perna para alterar radicalmente o problema profissional, mas se sente mal porque essa abordagem coloca um fardo involuntário **sobre** os outros. Mesmo que essa culpa seja infundada, **se você a** sente, precisará esclarecer a questão para si mesma e **se perdoar.**

Depois de livrar seus recursos e sua energia do peso da culpa, você poderá contar com uma cura mais rápida. Enquanto isso, busque soluções criativas para sua situação profissional. Apesar de não poder dirigir, talvez você consiga encontrar um grupo de transporte solidário que a leve para o trabalho. Por outro lado, talvez possa realizar uma parte de suas tarefas em casa pela internet e pelo telefone, até poder dirigir de novo. Se não puder fazer seu trabalho em casa, talvez possa fazer o trabalho de outro colega para continuar a colaborar e compensar a empresa por sua ausência. Se você e seu chefe elaborarem uma estratégia criativa, talvez esse período possa servir para a estruturação de uma nova responsabilidade profissional que esteja mais próxima de sua descrição de cargo ideal.

ADOLESCENTES VÍTIMAS DE ABUSO

Pergunta:
Há muito tempo trabalho com jovens vítimas de abuso. Apesar de me considerar uma pessoa forte, estou começando a me sentir mais envolvida pelo tipo de energia negativa que esses jovens projetam. Saio do trabalho com a mente e o corpo exaustos, apesar de saber que não estou fazendo meu trabalho de forma ruim, mas que se trata de algo que não consigo explicar. O que posso fazer para manter meu próprio "campo de energia positiva" sem ser esgotada por esses adolescentes perturbados?

Resposta:
Você não mencionou se segue alguma prática espiritual. A meditação ou uma prática espiritual são recursos essenciais para manter a sintonia com a sua energia e seu propósito básicos. Você está prestando um serviço muito valioso. Se você tem certeza de que foi feita para esse tipo de atividade e se meditar e praticar exercícios físicos com regularidade, talvez só precise de umas férias para recuperar a forma. Às vezes um curto período de afastamento pode fazer maravilhas para nos levar de volta ao caminho do *dharma*.

AMA PSICOLÓGICO

Pergunta:
Em seu livro, Saúde perfeita, *você menciona que podemos paralisar o processo de envelhecimento se reduzirmos ou removermos os amas mental, emocional e psicológico. Essa é uma boa dica e quero fazer isso, mas você poderia me dizer como? Principalmente com relação a perdoar os outros e a nós mesmos pelos erros do passado?*

Resposta:
O ama é o subproduto metabólico tóxico da digestão incompleta, e ele cria uma base para as doenças. O ama mental são as experiências, sentimentos e opiniões não resolvidos que contaminam a mente e causam as doenças mentais. A saúde mental e emocional pede que o coração e a mente estejam abertos e fluindo livremente. Isso significa que metabolizamos completamente nossas experiências e encontramos os meios adequados para expressar os sentimentos e pensamentos de modo seguro e confiante. Quando essa percepção fica bloqueada pelo medo e pela dúvida, criamos toxicidade psicológica, que causa mais congestão. O perdão e a aceitação são ferramentas poderosas para liberar sentimentos congestionados e abrir o coração. Usar a inteligência para compreender a verdade de nossa situação também é um meio vital para eliminar o ama mental, composto de confusão e ilusão. A faculdade do intelecto é a ferramenta que nos ajuda a digerir a verdade dos eventos existenciais e transformá-la em sabedoria e luz. Paz, compaixão, amor, alegria, honestidade e autoconfiança são os indicativos de que estamos metabolizando bem a vida, sem acumular resíduos tóxicos. Isso ajuda a criar uma mente jovial.

RAIVA E CULPA

Pergunta:
Tenho 39 anos e sofro de artrite reumatoide desde os 16. Tive uma infância traumática e acho que isso causou meu problema de saúde. Há alguns anos, decidi que precisava mudar minha vida. Encontrei um excelente médico naturopata e até passei por uma terapia para problemas da infância. Penso, sinceramente, que temos o poder de curar o corpo, mas ainda tenho dificuldades com a raiva pelo que me foi feito (quando criança), e acho que isso prejudica minha cura. Como posso me livrar da raiva?

Resposta:
Incidentes traumáticos certamente podem agravar um problema como a artrite reumatoide, mas é improvável que sejam a causa da doença. Muitas pessoas com uma infância feliz sofrem desse mal. Atribuir a culpa de sua doença aos sofrimentos da infância não vai ajudá-lo a superar a raiva, mesmo que eles sejam reais. Buscar ajuda de um naturopata e de um terapeuta é uma boa ideia, mas certifique-se de que você está pronto para trabalhar com o terapeuta para desviar o foco de sua raiva de seus pais e concentrá-lo na raiva que existe dentro de você independente da infância. Se conseguir tocar esse nível mais profundo e geral do sentimento, ficará menos fascinado pelos aspectos específicos de sua história e mais próximo de deixar a raiva ir embora. Você não disse se pratica meditação, mas para esse processo de liberação é fundamental ter a experiência de um Ser estável, básico, como referência do que é real e valioso em sua vida. Este Ser interior funciona com uma testemunha silenciosa que reconhece o valor e a força em

você, os quais não dependem da história pessoal e das circunstâncias. À medida que seu verdadeiro Ser se torna sua identidade dominante, a raiva e a culpa naturalmente se dissolvem.

EFEITO NOCEBO

Pergunta:
Há oito anos me disseram que eu sofria de esclerose múltipla, que o estresse agrava essa doença e que minha saúde sofreria uma piora progressiva, por conta de crises, a cada um ou dois anos. Você pode me dizer como interromper esse processo quando um médico já deu a partida nele? Estou muito bem, graças à boa alimentação, mas sempre que ocorre uma situação de estresse, começo a pensar que alguma coisa vai acontecer... e geralmente acontece — no fundo, por minha própria culpa. Como podemos fugir desse tipo de pensamento depois que alguém deu origem a ele?

Resposta:
Acreditar em um prognóstico médico negativo pode ter um efeito muito prejudicial sobre a saúde. Isso costuma ser chamado de efeito nocebo, porque é o inverso do efeito placebo, no qual a saúde melhora quando alguém toma algo que não deveria ter qualquer efeito, como uma pílula de açúcar, mas acredita que aquilo é um remédio de verdade. No efeito nocebo, o fato de ouvir seu médico dizer que sua saúde vai se deteriorar depois de certo tempo, acaba se tornando uma profecia realizada. Por exemplo, na pesquisa intitulada *Framingham Heart Study*, mulheres que

acreditavam ter propensão para doenças cardíacas tinham uma probabilidade de morrer quatro vezes maior do que a de mulheres com os mesmos fatores de risco, mas que não acreditavam ter essa tendência. Entendo que o médico precise explicar os aspectos gerais de uma doença, mas é importante que isso seja feito de modo a favorecer a energia criativa do paciente na direção da saúde e não a condená-lo a um resultado estatístico. Você precisa se lembrar de que com boa nutrição e exercícios poderá se manter bastante saudável. Mesmo em um período de estresse, os sintomas de esclerose múltipla não precisam necessariamente voltar. Você tem mais influência sobre sua saúde do que imagina.

MUDANÇAS

Pergunta:
Quero muito conseguir me alimentar direito e fazer coisas como meditação e ioga para melhorar minha vida espiritual e física e poder oferecer mais aos outros. Mas recaio constantemente nos meus velhos hábitos destrutivos e sinto que estou desperdiçando e perdendo minha vida. Você pode sugerir uma maneira prática de mudar o que for necessário e avançar de maneira positiva?

Resposta:
Operar as mudanças que você descreveu pode levar algum tempo. Parte do seu problema é tentar realizar coisas demais, depressa demais. Experimente criar um hábito novo de cada vez. Se você conseguir manter uma prática regular até torná-la um hábito autossustentável, não precisará da

força de vontade para mantê-la. Depois de estabelecer essa plataforma de comportamento para crescimento pessoal, você poderá incorporar outro hábito construtivo, como a alimentação saudável. Ao iniciar um novo hábito, preste muita atenção à reação do corpo quando você tiver comido alimentos frescos, por exemplo. Compare essa sensação com a reação do corpo quando você consome alimentos de baixa qualidade. Guarde esse conhecimento para usar sempre que for decidir o que vai comer ou deixar de comer. À medida que incluir mais hábitos saudáveis em seu estilo de vida, você terá cada vez mais facilidade de manter uma corrente evolutiva interna.

PERFEIÇÃO

Pergunta:
Cresci ouvindo todo mundo dizer que "não se pode ser perfeito". Então, aceitei a ideia sem questionar. No entanto, agora vejo que uma flor é perfeita, o oceano é perfeito e também o céu azul. Você acredita que, como filhos de Deus, podemos criar perfeição em todas as áreas de nossas vidas como no corpo, na mente, nos sentimentos e nos relacionamentos? Acho emocionante e edificante a busca por criar e perceber a perfeição em todos os momentos e em todas as áreas de minha vida.

Resposta:
A perfeição pode ser um conceito útil para nos ajudar a apreciar a beleza e a plenitude do momento presente. Isso é bom, desde que não o leve a querer comparar e julgar as

pessoas "perfeitas" ou "imperfeitas", você inclusive. Reconheça que a perfeição da mente e do corpo não é um estado fixo que se adquire de uma vez por todas, mas uma interação dinâmica e equilibrada com um meio ambiente que está em perpétua mutação e expansão.

Para se conectar com Deepak Chopra

Página da internet:
http://www.deepakchopra.com

Blog no *Huffington Post*:
http://www.huffingtonpost.com/deepak-chopra

Facebook:
https://www.facebook.com/DeepakChopra

Twitter:
https://twitter.com/DeepakChopra

Este livro foi composto na tipologia Minion Pro
Regular, em corpo 11,5/15, e impresso em
papel off-white no Sistema Cameron da
Divisão Gráfica da Distribuidora Record.